Counseling

Balance-Therapy-Theory

BALANCE THERAPY

体からアプローチするカウンセリング心理学

「バランスセラピー学」入門

Arrow-Balance-Graph

Homeo-Stretch

日本ストレスケアカウンセラー協会　理事長
美野田啓二　著

現代書林

まえがき

ストレスを一般的に受け入れられるように定義するのは決して容易ではありません。なぜなら、ストレスは人のそれぞれの思いによって、いろいろと違った意味で用いられているからです。

例えば医療は、生理学的メカニズムから、技術者は力学的な視点から、物理学者は応力として、心理学者は行動の変化から、そして、勤労者は労働環境や人間関係から、一般の人々は不幸な体験、強制、禁止されることに使われています。しかし、ストレスの概念を語るときに、生体に加えられる刺激がストレッサーであり、それに対して生じる一連の生体反応がストレスであるというように、きちんとした区別があることは銘記しなければなりません。

現在、私たちが日常的に使っている「ストレス」は、生理学的に身体に課せられる要求のことであり、ハンスセリエ（Hans Selye, １９０７～82）のストレス学説に基づいています。

ストレスは幸福、不幸、成功、失敗、悩みの有無などではなく、良い、悪い、のいずれの意味も付加しません。家庭や職場の環境状況が突きつけてくる要求と、それに対する私たちの対応能力のバランスが崩れたストレス下にある場合、自分に求められている要求がどのようなものであるか、その要求を何らかの方法で変容させていくことが大切になります。

これまでストレスの発生メカニズムの解明やストレスが心身に及ぼすさまざまな影響に関する多くの研究が行われ、ストレスに対応するためのアイデアが数多く提案されてきています。それなのになぜ、私たちはストレスに強くなれないのでしょうか。おそらくそれは、ストレスをコントロールする効果的な技術、あるいは、具体的な実践法に関する情報が極端に不足しているからです。

ストレスケアカウンセリングは、一時的なストレス軽減や心理的リラックスという状態レベルの効果ではなく、バイオデータに変化をもたらす生理学的リラクセーション状態が心身や行動に望ましい変化を起こすことに注目しています。

一般的なカウンセリングは、考え方や受け止め方の偏りが問題行動を生み出すというモデルに基づく認知と、環境と個人要因の相互作用の中で問題行動が繰り返されるというモデルに基づく行動の両面を対象として展開しています。しかし、両者はそれぞれ問題発生の原因が異なり、環境と個人要因との統合が困難になる傾向があります。そのため、ストレスケアカウンセリングでは、認知の修正よりも優先して、生理学的なリラクセーション状態の行動への影響力により、環境要因と個人要因の統合を可能にすることを目的にしています。

カウンセリングの現場で、実証的に信頼できるストレス対策は次の二つです。

1、心理システムへの働きかけ―大脳皮質から自律神経系に悪影響を与える情報を防御すること。

2、生理システムへの働きかけ―すでに出来てしまった有害な回路を遮断すること。

この二つを不可分なものとして、心を含む身体全体に介入する方法を体系化したのが、ストレスケアカウンセリングです。

次に、ストレスケアカウンセリングの四つの手法を紹介します。

〈感情的アプローチ〉

起きている事態や環境よりも、相談者自身の感じ方に焦点を当てて相談者に無条件の「肯定的関心」を持ち、相談者の内的世界を共感的に理解しようと努め、相手に伝える「共感的理解」、さらに、相談者との関係で心理的に安定し、カウンセラーも無理なく自分の言動や態度を受容できる「自己一致」。この三原則を実践するのが基本になります。

〈認知的アプローチ〉

人の感情は思考により影響され、問題があるときは非合理的な思考によって考えたり行動したりします。したがって、認知の仕方を合理的に変えれば行動も変化していきます。例えば「卒業して就職しないことは恥ずかしいことだ」という非合理的な考えを「就職するのに越したことはない」と言い換えることで、苦しみから解放され新しい行動の可能性も生まれるというものです。また、自分を客観視するだけではなく、自分の置かれている状況を俯瞰する理性的な働きである自己受容を認知的アプローチの骨格としています。

〈行動的アプローチ〉

相談者の行動に焦点を当てて観察し、行動そのものを体系的に整理・記録し、反復訓練などで改善していくものです。脳の核領域である脳幹を活性化させる生活術、目標を設定してそれに向かって進めていくことや、自己評価や自己理解を高めるワークなどがあります。

〈生理的アプローチ〉

生理学的な変化を目的としたリラクセーション状態を作り出すためには、自律訓練法や瞑想法など特定の訓練が求められますが、ホメオストレッチは訓練を要さず、短時間で生理学的な変化を実現させます。そのためのホメオストレッチの重要ないくつかの特徴を取り上げてみます。

①末梢から中枢へリラクセーション信号を送り、中枢にリラクセーション反応を起こさせ、その結果、全身の「筋バランス」の回復を図ることを目的とする。

②心理的な影響を強く受けやすい抗重力筋群に介入する。

③通常のストレッチと異なり、随意筋を不随意（他動）的に操作する。

④ホメオストレッチの介入時間は通常で一〇～一五分程度である。

⑤科学的根拠と安全性に優れている。

生理的アプローチであるホメオストレッチの実証研究を抜粋して紹介します。

●ヒトにおける筋緩和刺激の脳神経反応について

Y. Ouchi[1], T. Kanno[1], E. Yoshikawa[2], T. Ogusu[2], H. Okada[2], K. Minoda[3], H. Doi[4]

第27回日本神経科学大会（大阪国際会議場）２００４・９・21～23

ＨＳ（ホメオストレッチ）は初期に脳幹、特に中脳を刺激し注意中枢と言われる前帯状回が刺激される。ＨＳで心拍が低下（副交感神経機能が上昇）するにつれ情動神経回路に関わる側坐核と前頭葉眼窩皮質の神経活動が高まった。これは、側坐核を中心とする中脳皮質神経系の興奮が精神的リラックスの獲得に重要であることが推察される。ＨＳで下側頭皮質と外側後頭皮質、紡錘回の神経活動が上昇したことは、催眠時リラクセーションの脳内表像の出現を意味していると考えられる。

●慢性疲労症候群患者に対するホメオストレッチ実施の効果

データ保管：21世紀ＣＯＥプログラム「疲労克服研究拠点の形成」研究室

関西福祉科学大学健康福祉学部健康科学科・倉恒弘彦／大阪市立大学医学部附属病院・渡辺恭良／大阪市立大学大学院医学研究科代謝内分泌病態内科学・田島世貴／横浜国立大学大学院工学研究院・小泉淳一／ＢＴＵ・美野田啓二　２００７・11

疲労研究において、これからの大きな課題として残されている疲労対処行動の有効性に対する検討のうち、ホメオストレッチに関してその有効性を検討した（n=16）。その結果、心理質問票（ＢＡＳ）では、疲労感の変化、気分の落ち込みの変化、イライラ感の変化、不安感の変化、緊張感の変化に有意な改善が示された。また、心拍変動解析による自律神経系の解析結果は副交感神経が活性化され、交感神経が抑制されるリラクセーション状態を示した。

●"PET"（Positron Emission Tomography）陽電子放出型断層撮影を活用したバランスセラピー（ホメオストレッチ）による脳内動態の研究

Changes in cerebral blood flow under the prone condition with and without massage

Yasuomi Ouchi a, Toshihiko Kanno a, Hiroyuki Okada b, Etsuji Yoshikawa b, Tomomi Shinke b, Shingo

Nagasawa c. Keiji Minoda d. Hiroyuki Doi e
2007.1 Neuroscience Letters（407）ニューロサイエンスレター

ホメオストレッチはこの終脳（脳幹）ー扁桃体系に影響を及ぼし、脳の副交感神経性緊張を高め、小脳の有意な相関性については、小脳は視床下部と相互に連結し、自律神経系機能を調節する神経回路に入ることができることから、小脳が副交感神経系の調節に関与していることを示しているものと思われる。

結論として、幸福な気分は扁桃体や楔前部などの帯状皮質後部の賦活と関連していることから、本研究の結果より、ホメオストレッチは、前脳、扁桃体および楔前部の回路網のニューロン活動を調節することによって精神的リラクセーションをもたらすという効果に関する科学的エビデンスが得られた。

●筋バランス・筋緊張とストレスレスポンス

Laterality and Imbalance of Muscle Stiffness Relates to Personality
東北大学大学院医学系研究科人間行動学・中谷直樹、福土審／東京大学大学院医学系研究科ストレス防御・心身医学・熊野宏昭／BTU・美野田啓二
日本行動療法学会２０００・11　国際行動医学会２００４・８

筋弾力の左右差がパーソナリティー及び心理的ストレス反応との関連を示した。筋肉の状態と心理面との関連を検討する際に注目すべき重要な変数であることが示唆された。

ストレスケアカウンセリングの目的は、単に苦痛や悲しみを取り除くだけではなく、むしろ、その苦痛や悲し

みを乗り越えた先にある幸福を目指すことです。生活が豊かになれば、人間はより不幸になる。その理由は退屈な時間が増えるからだとラッセルは述べています。こうなれば、単純に豊かさを喜べません。

さて、退屈についてですが、一七世紀、パスカルは退屈について次のように述べています。「人間の不幸はどれも人間が部屋に閉じこもってじっとしていられないから起きている。そのためにわざわざ自分で不幸を招いている」と。確か、『徒然草』の吉田兼好も同じことを述べています。

人間は、忙しくしている間はある程度の充足感を味わうことができますが、豊かさがはじめから与えられていれば、どうしようもない退屈におちいってしまいます。そうなると手当たり次第思いつくままに試みて退屈をしのごうとします。しかしどんなことをしてみたところで、精神的な成長欲求がなければ、退屈しのぎの目的で満足することはできないのです。つまり、精神的な成長がなければ移り変わる現実を相手に退屈を味わうことになるのです。

退屈の反対は快楽ではなく興奮（ストレス反応）です。退屈している人間の求めていることは、楽しいことではなく興奮することかもしれません。ニーチェは、「退屈した人間は苦しみを欲する」と切れ味鋭く分析しています。退屈ほど人間を苦しめるものはないのですが、その退屈よりも人間は、負荷がかかる状態、緊張、逃走、闘争、否定、怒り、願いつつも叶わない現実……なんと言ってもよいのですが、いわゆるストレス状態を選び、生きていることを実感したいのです。衣食住が足りている現代人は、何もしなくとも、何かに取り組んでも、なんだかわからない不幸に襲われてしまいます。ハイデッガーはこれを不自由のない生活に巣食う不幸だと説明しています。確かに、ギャンブルなどは金銭が欲しいからではなく、賭け事に興奮して不幸な状態から自分の思いをそらし、気を紛らわせることができます。

刺激の多い現代社会は無理なストレスの連続でできており、苦痛や悲しみのない状態のことを幸福としているに過ぎません。だから、ストレス解消や幸福感を味わうために苦痛から逃れるような享楽や快楽に走るのでしょう。しかし、真の幸福は自己の外部には存在していません。それは、財産や地位、妻子、友人などに幸福を求めると、それを失ったときや幻滅したときに幸福がくずれさってしまうからです。

「幸福に生きる」ということは、何かを成し遂げる、家族、健康、豊かさ、快楽を目指すのではなく、こういったものが失われたときにこそ、その人の幸福論の真価が問われることになります。

何が人にとって幸福であるかという問題は、最近になってようやく統計学的な研究が始まったばかりで、模索段階であり、私たちが耳にする幸福度とはその初期仮説に過ぎません。さらに、既婚者が独身者よりも幸せだといったような心理学的、社会学的知見には相関関係は認められますが、結婚すれば幸せになれるという因果関係はありません。

真の幸福とは、このような統計的尺度によって比較された幸福度ではなく、そのようなものでは測れない人間の幸福、すなわち、達成感や成功ではなく、懸命に努力しても、願いつつも叶わなかったときにこそ、私たちの幸福感が試されることになります。

現代社会は、幸福と幸運を同一視して、幸運でなければ幸福になれないという強迫観念で溢れています。確かに、幸運は幸福の一部にはなり得ますが、幸運は外在的でコントロール下にはなく、偶然の賜物に過ぎません。しかし、幸福は私たちの心身、すなわち脳に存在するものです。リラクセーションプログラムは、この内在的な幸福感を引き出して発展させていくことができます。

そして、ストレスケアカウンセリングは、相談者の生理学的リラクセーションの状態を作り出すことで、起きたことに対する判断（認知の歪み）から抜け出し、極端でなく、偏らず、ありのままの自分自身を再構築する復元力を回復させていきます。

ストレスは、人間にとってデメリットをもたらすだけでなく、メリットをもたらす側面も少なくありません。むしろ適切なストレスは望ましいのです。問題は、個人にとって無理なストレス状態を抱えた場合にあります。ストレスによってもたらされる社会的不適応や病的状態は可能な限り回避し予防する必要があります。一方で、ストレス耐性を強化することで人間としての力量をトータルに高めて、ストレスフルな人生を幸福に生き抜くこともストレスケアによって成し遂げられるものです。

本書が、この困難でストレスフルな社会をイキイキと生き抜こうと願う人々にとって、ストレスの対極にある真のリラクセーションの素晴らしさを得る機会になれば著者の喜びとするところです。

令和元年一一月

美野田啓二

第3章◎ストレスとは何か　57

第4章◎ストレスをより深く理解する

第1章◎バランスセラピーと現代社会

BALANCE THERAPY

「病」とは何か

病という言葉を私たちはよく使います。新聞を開けば、〝現代社会の病理〟とか〝社会が病んでいる〟といった表現に頻繁に出会います。すでに常套句のようになっていて、現代社会の病を誰も疑おうとしません。この「病」は、しかし比喩です。〝この社会には問題がある〟とか〝幸せな社会ではない〟と言わずに、〝病んでいる〟と表現する。そのときの「病」には、いったいどんな意味合いがあるのでしょうか。

病んだ社会のしるしと見られるものに、自殺者数の増加があります。一九九八年に三万二〇〇〇人を突破して以来、増加の一途をたどっています。長引いた不況がそこに影を落としているにせよ、これだけ多くの人が自ら死を選んだという事実は、いまの社会が必ずしも生きやすいものではないことを感じさせます。

子どもの犯罪も、社会の病を端的にあらわす指標の一つと考えられています。この点でもその増加や凶悪化には、目を覆うものがあると言う人が少なくないはずです。テレビを見ていても少年犯罪のニュースが流れない日は、一日としてないような印象を私たちは持っています。

しかし数字を見るかぎり、未成年の凶悪犯罪はそれほど増えたわけではありません。未成年者による殺人事件が一番多かったのは、四四八件を記録した一九六一年でその後は三〇〇～四〇〇件のあいだで推移。七四年以降になると七〇～一〇〇件と、むしろ激減しているのです。にもかかわらず、ほとんどの人は少年犯罪が激増した、凶悪化していると感じています。マスコミの報道姿勢がつくりだした〝錯覚〟だとの指摘もあります。

マスコミのセンセーショナルな扱いも、確かに影響しているかもしれません。しかし私たちがそこに「病」を感じるとしたら、その理由は三〇年前四〇年前の少年に比べ、恵まれすぎるほど恵まれた環境で育った子どもたちの犯罪だからでしょう。

また、強盗事件、強姦事件なども、発生件数の増加だけではなく凶悪化が見られ、そこにはおのずと昔とは違う種類の「病」が隠れているはずです。

病院に通う人の数も増加の一途をたどっています。国民医療費は、総額三〇兆円を超え、貨幣価値の変動もあるので単純には比較できませんが、対国民所得比でみると、この数字は五〇年前のほぼ二倍です。日本人の病気の悩みが二倍になったと言ってもいいでしょう。

自殺者が増加している。子どもの犯罪が凶悪化している。病気の人が増えている。この三つを挙げるだけでも、私たちの社会が抱える病巣の深さを思わずにいられません。

ところで五〇年前一〇〇年前、自殺や子どもの犯罪に対して、「病」という言葉が使われたでしょうか。はなはだ疑問です。なぜなら、かつては肉体の病気でさえ、いま私たちが使っているような意味での「病」とは見なされず、持って生まれた宿命や運命として受け止められることが多かったからです。

たとえば、江戸時代の俳人、小林一茶が残した書簡のなかに、「ひぜん状」と言われる有名な手紙があります。皮膚病のひぜん（疥癬）に悩まされた一茶が、そのつらさを訴えた手紙ですが、そこに次のような一節があります。

「何を申すも、ひぜんといふ人のいやがるものにできられたる此度の仕合、是も前世の業因ならんと、あきらめ申候」

ひぜんという病気が、ここでは一種の宿命として捉えられています。

前世からの因縁、天から下された罰、あるいは人間にとりつく悪鬼のしわざ。今日でも、そうした見方がまったくないわけではありません。しかし近代医学が確立される以前の人々にとって、病気はしばしば超越的な災厄でした。当時の医学水準では、病気の原因を合理的に解きあかすことができない。だから人間の手で治すこともできない。宿命として、運命として受け入れるしかなかったのでしょう。

近代化とともに、そうした病気観は徐々に消えていきます。超越的な宿命であれば、それを変えるなど人間には不可能です。しかし医学の発達によって、疾病の原因が合理的に解明できるようになると病気は治せるものに変わります。宿命のように、逃れられない災いではなくなります。心や体に生じた状態の一つにすぎません。その状態は変わることもあり、私たちの手で変えることもできる。そこに治療、ケアという概念が生まれてきます。

さて、話をもとに戻しましょう。〝この社会には問題がある〟とか〝幸せな社会ではない〟と言わずに、「病んでいる」という比喩を用いるとき、人は無意識のうちに、そこに自分たちの身体を重ねています。身体と重ね合わせながら治療やケアの必要性を感じ、それによって治癒の可能性を見ている。

つまり、「病」という言葉には希望があるのです。

新しいケアの必要性

自殺を罪とした中世ヨーロッパでは、自殺の失敗者は捕らえられ、あらためて死刑に処せられました。神に与えられた命を自ら抹殺することは大罪であると考えられたのです。日本ではほんの少し前までは、自殺するのは意志が弱いからだと見なされました。そういう感じ方もいまだに根強く残っていますが、近頃ではうつ病のような、心の病が原因であるという医学的な受け止め方が主流になってきたようです。人間的な弱さは治らないかもしれませんが、病であれば、治る可能性があります。

子どもの非行も、生まれつきの性格や育ちの悪さが原因だと考える人は減っています。むしろそれまでの生育環境のなかで受けた、心の傷や心理的な歪みに起因すると見る専門家が圧倒的に多くなっています。性格や育ちは、おそらく変えられません。しかし傷なら癒すことができ、歪みであればもとに戻すことが可能です。

人間は変化する存在である、変化しうる存在であると認識したところに、現代社会の特徴があります。癒えることがあり、治ることがあり、変わることができる柔軟な存在なのです。

しかしそのためには、何らかのケア（援助）が必ず必要になります。なぜなら自殺にせよ犯罪にせよ、また病気でさえ、ある種の自己実現には違いないからです。たっぷりきかせた塩味を楽しむ食生活の結果として、高血圧があるとすれば、高血圧という病気も自己実現の一種でしょう。しかしそこにある病理に本人はなかなか気づきません。自己実現、つまり無意識にそのような状態を目指してきた、だとすれば、いまの自分は、いまの自分を癒せないというのが、おそらく真理であろうと思います。

ですから私たちの社会はさまざまなケアのシステムを持っています。

欧米と比較すると、伝統的に宗教的なケアが希薄な日本の場合、次のような四つのモデルに大別することができるでしょう。

・医療
・教育
・心理療法
・カウンセリング

新聞やテレビで頻繁に出会う、「現代社会の病」とか「社会が病んでいる」という表現は、これらのケアが充分に機能しなくなっていることを意味します。あるいはこれまでのモデルとは根本的に違う、新しいケアが必要になっているということです。

病気ではない病気

たとえば、こんなデータがあります。

厚生省の見解によると病院の外来患者が訴える症状の八割は、医療が本来対象とすべき疾患に入りません。言い換えれば、外来患者一〇人のうち八人は、病気でないにもかかわらず病院に通い、治療を受けていることになります。にわかに信じがたい数字ですが、待合室で歓談に興じるお年寄りの姿などを見ると、病院に来る人がすべて薬や手術を必要としているわけではないと思えてくるのも事実です。

それでは、医療の対象外と目される八割の外来患者には、何の健康問題もないのでしょうか。必ずしもそうとは言えません。病院と名のつく場所へ足を運ぶということは、少なくても本人は、「自分は病んでいる」と感じています。

イヤな上司のせいで毎朝頭が痛い。夫の浮気がきっかけで、いろいろな不定愁訴に悩ませれるようになった。働きすぎでできた胃潰瘍が、いつまでも治らない……。

このようなケースを医学的な治療で完治させるのは難しいでしょう。嫌いな上司が会社にいて、それで頭痛が起きているならその上司がいなくなるか、彼に対する自分自身の対応が変化しなければ、病院でいくら頭痛薬をもらっても症状は消えません。なぜならその頭痛は、その人が自分の人生で乗り越えていかなければならない問題を、乗り越えられないために起きている疾患だからです。

待合室のお年寄りも含め、医療では扱えない「病」を抱える人たちが、ケアを求めて病院に集まってくる。八割という大きな数字の背後にあるのは、膨らむ医療費を少しでも抑えようとする厚生省の狙いだけではないようです。

医療のほうも、そうした実態に適応しようと努力しています。これまでのように体と心を切り離し、物であるように体だけを見るのでなく、人間をトータルに考えようとする動きが始まっています。心身医学が脚光を浴びるようになったのもその一つです。大学病院などの大きな医療施設では、心療内科を設けるところが増えています。「心と体は一つのものである」という立場から治療にあたろう、看護にあたろうという医師や看護婦が多くなっていることは、私のまわりを見ても間違いありません。

しかしそれは、まだわずかな動きにとどまっています。というのもこうした「病」は、従来の医学が得意とする分野ではなかったからです。

もともと医学は、症状を取り除く、とりわけ急性期の症状を取り除くことを目的として発達しました。そこに現れている症状と、その原因の因果関係を合理的に把握し、原因を除去することによって症状をなくすのが〝医学的なアプローチ〟です。ですから手術という合理的な手段で、きっぱりと原因を除去してしまう外科医が、最も医者らしい医者と見なされます。テレビドラマや小説のなかで医者が主人公になるときは、ほとんどが外科医であるところにもそれが現れています。

一方、明確な原因を特定できないのが、いわゆる「病」というものです。待合室に集まるお年寄りたちの「病」にはどんな原因があるか、それを医学的に究明することは難しいでしょう。嫌いな上司のせいで起こる頭痛の原因も、合理的な因果関係では把握できません。たとえ把握できたとしても、手術や薬では除去できない。なぜならその原因は、私たちの生き方、ものの見方や感じ方とかかわっています。たいていの「病」は、乗り越えるべき人生の諸問題を乗り越えられないところから起きてくるからです。

問題は、「医学の限界」ではありません。従来の医学とは別のところ、あるいは隣接したところに、別の形のケアが必要とされているということです。しかしそのモデルがいまだに見つかっていない、それが厚生省見解にある「八割」という数字の意味です。

根源にある人生の諸問題

従来の医療モデルからはみだした病気は、「心身症」とか「ストレス病」と呼ばれてきました。しかしこれらの言葉が当てはまる範囲は、次第に広くなる傾向にあります。

心身医学という言葉は、一九世紀はじめドイツの精神医学者ハインロートが、睡眠障害に関する論文のなかで用いたのが最初と言われています。その後も、ヒステリーや不安神経症との関係で、この言葉が使われました。いまでは精神医学の領域を飛び越え、「身体障害で、その発症や経過に心理社会的因子の関与が認められる病態」(日本心身医学会)を意味する概念として、医学・医療の分野で広く用いられています。次ページの表に示したのは、そのなかでも心身症としての認知度の高い病気です。

じつに多くの病気が「心身症」に入れられています。けれど、ここに挙げられただけではありません。「その発症や経過に心理社会的因子の関与が認められる」という定義をもう少し広げると、ほとんどの病気は従来の医学モデルをはみだす部分を持っています。

たとえば、心理社会的因子——つまりストレスは免疫機能を低下させるという、すでに充分明らかにされている事実を考慮するとどうなるでしょう。結核やウイルス性肝炎に始まり、虫歯・歯周病に至るまで、あらゆる感染症が心身症的領域に入ってきます。免疫力によって発生が抑制される癌も例外ではありません。WHO(世界保健機構)は、「病気の八〇パーセント以上は、何らかの形でストレスが関係している」と述べています。

【表1・心身症の種類（主なもの）】

呼吸器系	気管支
循環器系	本態性高血圧症、本態性低血圧症 狭心症、心筋梗塞、一部の不整脈 神経循環無力症など
消化器系	胃・十二指腸潰瘍、慢性胃炎、心因性嘔吐 過敏性腸症候群、潰瘍性大腸炎 胆道ジスキネジー、慢性膵炎など
内分泌・代謝系	神経性食欲不振症、（神経性）過食症 愛情遮断性小人症、心因性多飲多尿症 単純性肥満症、糖尿病、反応性低血糖 甲状腺機能
神経・筋肉系	筋収縮性頭痛、片頭痛 痙性斜頸、書痙、眼瞼痙攣 自律神経失調症など
その他	慢性蕁麻疹、アトピー性皮膚炎 円形脱毛症、腰部手術後愁訴（頻回手術症） 慢性関節リウマチ、全身性筋痛症 夜尿症、心因性インポテンス、更年期障害 眼瞼痙攣、原発性緑内障、メニエール病 アレルギー鼻炎、顎関節症など

（『毎日ライフ』'90、11月号より引用）

しかしバランスセラピー学で、「心身症」とか「ストレス病」という言葉を用いるケースはあまりありません。なぜならほとんどの病気は心身症であり、ストレス病であるという側面を持っているからです。わかりやすい言葉に直せば、〝乗り越えるべき人生の諸問題を乗り越えられない〟ところに、根源的な原因を見るからです。

医学のようなアカデミックな世界で、このような表現が正式になされることはないでしょう。しかし臨床医の多くは、これと同じことを実感しています。

たとえば、歯は骨のように動かすこともできないし、通常の意味の感覚もありません。私たちの〝心〟からは、最も遠いところにある臓器のように思えます。ところがその歯が痛みだすのは、仕事が忙しかったり、何かのトラブルに悩んでいるときが多いのです。

「なぜこんな大事なときに、歯が疼きだすんだ」

という思いに覚えのある人は少なくないでしょう。ストレスによって免疫力が衰え、虫歯菌や歯周病菌が暴れ出す。ストレス時に無意識的におこなう噛みしめが、傷んでいる歯にさらにダメージを与えてしまうことも多いようです。他の臓器よりもメカニズムが比較的単純な歯には、心の影響がストレートに現れやすいのです。歯科医は、そのことを経験的によく知っています。子どもが受験期を迎えるたびに痛みを訴えて来院する母親や、夫の両親と同居するようになったとたん、歯周病が悪化する女性患者のようなケースは決して珍しくないそうです。

しかしこれまでの医療はどちらかというと、そうした私生活や、心理的側面にかかわる部分には踏み込まないのが大勢でした。もちろんそのことの重要性を認識し、新しい医療の可能性を探ろうとしている研究者や臨床医は少なくありません。また、優れた学問研究や学ぶべき方法論も数多く出ています。ただ従来の医学に、心の問題を医学の領域外に位置づけるような傾向があったとしたら、医学もそこに属している実証科学の大前提、〝同一条件の下では同一の現象が起こる〟という再現性の原理が、人間の心には必ずしも当てはまらないからでしょう。これまでのケアの枠組みで言えば、人生の諸問題をいかに乗り越えるかは、宗教を含めた教育が扱う課題でした。

教育というケア

ここで、あらかじめ一つの誤解を取り除いておきたいと思います。というのも世の中にはパターン化した思考があり、「心」とか「ストレス」と口にしたとたん、安らぎ、癒し、リラックス、アロマセラピー（芳香療法）、温泉旅行というような流れで括られかねないからです。リラクセーションとは、のんびりした気分に浸ることだと考える人が少なくありません。

気分転換も、しないよりはしたほうがいいに違いありません。しかしいくら気分転換しても、心は癒せないというのがバランスセラピー学の立場です。スポーツによるストレス解消も、機器を用いたリラクセーションも、その意味ではアロマセラピーや温泉と大差ありません。というのは、乗り越えるべき人生の諸問題を乗り越えられないところに、ストレスの原因があり、そこから「病」が起きてくるとすれば、いま直面している問題を乗り越えることを抜きにして癒しはあり得ないからです。

空腹に苦しむ人間も、気分転換で一時的にその苦しさを忘れることはできるでしょう。しかし飢えというストレスが癒されるのは食べ物を手に入れ、空腹を満たしたときです。かつて人類にとって、飢えは最大のストレスでした。そのストレスから解放されるために、人類は狩猟や農耕によって食糧を確保する技術を身につけました。そのときから、人類は技術の習得のために、教育を必要とするようになったと言っていいでしょう。

個人についても同様です。新しいスキルを身につけることも含め、その人自身の成長がストレスからの解放や癒しに繋がります。人間的なレベルアップをはかり、人生の諸問題を乗り越える能力を身につける――その機会を与えるのが教育です。

教育というと私たちは学校を思い浮かべます。しかし成長を促すのは、いわゆる学校だけではありません。また子どもだけが、教育を受ける権利を持つのでもない。にもかかわらず、教育と聞くと、つい義務教育を連想してしまう。そこに、私たちの社会の未成熟な一面があるような気がします。不況になったとたん自殺者が五〇パーセントも増える。医学的な治療の対象外とされる患者が、外来患者の八〇パーセントを占めている。教育的なケアが薄く、また乏しいゆえの現象であるとは言えないでしょうか。

しかし最近は、大学や大学院の入学試験に社会人枠が設けられるなど、少しずつですが変化の兆しが現れています。九〇年には「生涯学習振興法」が制定され、生涯学習社会の構築が文部省の最重要課題の一つになりました。ただ文部省の意気込みにもかかわらず、いまのところは、生活にゆとりができて余った時間をいかに楽しくすごすかという、リクレーション的なものにとどまる現場が多いようです。

保健室登校の意味

最新のデータによると学校に行かない、あるいは行けない、いわゆる不登校の小中学生が全国に一三万人もいるそうです。この数字が物語っているのは、不登校はいまや少しも特殊なケースではないということでしょう。

ところで、学校という場所は昔から世の中で一番問題の少ないところでした。戦中戦後の混乱期にも、学校だけは極めて順調に機能していたと言えます。その理由は、子どもは成長するという当たり前の事実のなかにあります。成長することで、昨日まで越えられなかったハードルも、今日は簡単に飛び越せる。乗り越えるべき人生の諸問題を乗り越えられないところで「病」が起こるとすれば、「病」から最も遠いところにあるのが学校なのです。しかしその学校が、いま一番深く病んでいるように見えます。

従来の医学については、〝病気を見て人を見ない〟と批判されてきました。その言い方を借りれば、〝人を見て、病気を見ない〟のが教育だと言えるでしょう。少なくともそこに、従来の教育の思考的なクセがあるような気がします。問題が発生すると病気とか症状とは考えず、性格や性質、人間性の問題と見なし、それを矯正しようと発想するクセです。

たとえば、わが子が不登校になったとき、たいていの親は、「こんなことで、この子は将来、社会で生きていけるのか」と心配します。もっと強い人間に育てなければいけないと考えます。いじめの問題でも子どもの性格や人間性を直そうと、「やさしくなれ」「思いやりを持て」と叱りつけるおとなが多いでしょう。

しかし多くの場合、性格や人間性が問題なのではありません。精神医学で言われる病気とは、私たちがもともと持っている傾向が極端に拡大された状態をいいます。子どもの問題行動にあるのは、そういう意味での「病」です。傾向を極端にしている原因は何なのか、つまり性格や人間性であればそこに原因はありませんが、病気には必ず原因が存在します。

病気を見ないで、そこに人間を見ようとする。この思考的なクセのために、教育現場では「病」への対応が遅れてきました。一三万人という膨大な数の不登校は、その結果であると言えるでしょう。しかしこれだけの数になると、もう性格とか人間性とかは言っていられなくなります。最近になって、ようやくそのことが理解されるようになり、文部省でも各学校にスクールカウンセラーを置くなどの対策を検討し始めました。

けれど子どもたちはもう二〇年近く前から、自分たちの「病」を訴えていました。休み時間になると生徒が保健室に集まったり、教室までは行けないけれど、保健室なら登校できる「保健室登校」が話題になったのは八〇年代のことです。子どもたちが保健室を選んだ理由は言うまでもないでしょう。そこは学校で唯一、「病」の受け入れられる場所、ケアの空間だったからです。

人間は病むものである、ということが少しずつ認められてきました。病むことが少しも悪いことではなく、生きることに必然的に含まれる一つの状態であると認識されるようになって、はじめてケアが可能になります。その意味で、人は健康でなければならないとする「健康神話」は、ケアの対極にあるものです。

健康な子は〝明るく元気〟という神話が崩れたのは、その意味ではいいことです。明るく元気でなければいけないという価値観が、親や学校を支配し、そこから逸脱するケースは、性格的人間的に問題ありと見なす傾向が以前は確かにありました。「病」を教育の失敗と評価してしまう教育現場では、「病」が「病」として認められることがなかったのです。

神話の崩壊は多様性を生みだします。一三万人の不登校児がいるとしたら、そのすべてが「病」であるというわけではありません。病気が病気である理由は、それが本人に意識されているかいないかは別として、そこに〝苦しみ〟があるときです。子どもによっては「病」でなく、個性であるような不登校もあり得るでしょう。

しかし学校のほうは間違いなく、すべての子どもの不登校に悩み、苦しんでいます。つまりあらゆる不登校は、必ず学校の「病」を意味するのです。

心理学とカウンセリング

多発するいじめや不登校の対策として、期待を集めているのがスクールカウンセリングです。文部省は平成七年度に「スクールカウンセラー活用調査研究委託事業」をスタートさせ、五年後の一二年度にカウンセラーを置く学校は二〇〇〇校を越えました。試験的な「調査研究」の段階から、本格的な制度化へ入ろうとしています。欧米のカウンセリング先進国に比べれば、遅きに失した感がないではありません。しかし「心のケア」の必要性が、教育現場で認められるようになったことは大きな前進と言えるでしょう。

ただスクールカウンセラーの制度が整っても、すぐに成果を期待するのは性急です。というのも介入法としてのカウンセリング術は、日本ではまだ充分に成熟しているとは言い難いからです。

BTUで学ぶ社会人のなかには、カウンセリングを職業とする人も少なくありません。その話を聞いてみると、ケアの現場は必ずしもうまく機能しているわけではないようです。子どもとの信頼関係が上手に築けないことで悩んでいるスクールカウンセラーや、児童相談のカウンセラーが少なくないと聞きました。

思春期の子どもたちのカウンセリングは、最も高度な技術を要求すると私は考えます。いまの子どもたちは、おとなであるとか、カウンセラーであるというだけでは尊敬も信用もしてくれません。お金を払ってでも相談を希望する一般のクライアントとは違い、親や先生にすすめられ、イヤイヤながら話しに来る子どもとのあいだに、しっかりとした信頼関係を築くことは容易ではありません。

カウンセラーとは、カウンセリングについての専門的な知識や技術、能力を持つ者のことです。たとえば、スクールカウンセラーの資格が認められる、(財)日本臨床心理士資格認定協会の「臨床心理士」の場合、認定の基礎条件は、「大学院研究科の心理学、または心理学隣接諸学科を専攻し、所定の単位を修得して修士の学位を有していること。その修士課程終了後、一年以上の心理臨床経験を有するもの」となっています。

こんな例を挙げるのは、心理学とか臨床心理学の理論・技術を学んでも、充分なカウンセリング術は得られないと言うためではありません。むしろその逆です。長年にわたる研究と実践の積み重ねのなかで臨床心理学が、カウンセリングの優れた方法論を模索してきたからこそ、今日のように「心のケア」が広く認知されるようになりました。また、行動変容を引き起こす原理や、その方法論を科学的に解きあかそうとする心理学のたゆまぬ努力が、実効性に富んださまざまな療法を可能にしてきました。

にもかかわらず、カウンセリングの現場には信頼関係の構築をはじめとする、さまざまな問題があり、カウンセラーを悩ませ続けているとすれば、それはカウンセラーがクライアントの「心」という、捉え難いものに直面しなければならないからでしょう。

現在、心理学が科学としての力を最も発揮しているのは、クライアントの現状を分析的に把握するアセスメントであろうと思います。アセスメントとは、臨床医学における「診断」にあたるでしょうか。そのアセスメントを土台にして、行動変容を引き起こすための援助としておこなわれる〝介入〟が、カウンセリングです。

「つまりカウンセリング心理学は実践より研究にウェイトをおくのが特徴である。心理学はアートではなく科学だからである。対照的にいえばカウンセリング（援助活動）はアートである」

日本カウンセリング学会の國分康孝教授は、その著書（『カウンセリング心理学入門』）の中で、心理学とカウンセリングの違いをこのように表現しています。ここで言われている「アート」は、芸術よりも技術の意味で用いられていますが、その言葉はカウンセリングの難しさの質を見事に示しているように思います。

かつて、心を扱うのは宗教の役目でした。宗教は、生死を超える〝救い〟や〝信仰〟という、いわば至上のリラクセーションをシステムとして持っています。価値観を共有するそこでは、介入もさほど難しいことではなかったはずです。今日のカウンセリングの困難は、その土俵が生死のこちら側に存在するところに困難があるということです。生活のなかで、絶えず揺れ動く心を相手にしなければなりません。どのカウンセラーもその不確実さのなかで悪戦苦闘し、アートの技量を高めようと懸命に努力しているに違いないのです。

けれど、もう一つの方法がないわけではありません。心と直に対面するのでなく、体を通して心と対話していくアプローチです。

バランスセラピー学の位置づけ

ケア（Care）という英語には、関心とか配慮、注意、世話、保護などの意味があります。治療（Cure）とは違い、主体はあくまで、ケアを必要とする本人にあり、それにつかず離れず、寄り添っていくことが「ケア」と呼ばれます。問題を解決しようとする治療的アプローチと混同されることもありますが、ケアは問題を解決しようとしません。解決できない問題のなかで人に寄り添い、一緒に歩むところにケアの意味があります。

今日の社会では、こうしたケアの重要性がますます大きくなっています。また、ここでは具体的な例は挙げませんが、それを必要とする人々も急速に増えています。それだけ現代人の孤独が深まったということでしょうか。家庭や地域社会、あるいは学校や職場にあった人間関係の共同性が希薄になり、私たちは人生の諸問題に孤独に立ち向かうことを余儀なくされるようになったということでしょうか。人類が癒しの知恵として長らく育んできた宗教というシステムも、いまは充分には機能していないように思えます。

何にも守られず、また保護もされずに戦っている現代人の心。そこに現代社会が、充実したケアを必要とする理由があります。

この章では、いまの日本で大きな社会的役割を果たしている四種類のケアを、駆け足でみてきました。医療と教育、心理療法(心理学)、カウンセリング——この四つのケアと境を接するところに、バランスセラピーというもう一つのケアがあります。

接するとは、ジグゾーパズルのピースのように互いに似通いながらも、画然と区別される特徴があるという意味です。その特徴をわかりやすく、ひと言でいうなら、「心と体は一緒に治る」という表現が一番相応しいかもしれません。

それがいかなる根拠に基づいているのか、いかなる方法で心と体を一つものとして扱うのか、そこにいかなる可能性が生まれるのか、またその方法は、ほかの四つのケアに対してどのような貢献ができるのか……そうした問題については、これからの章で詳しく述べていくことにします。

その前に予備知識として、バランスセラピー学を構成する四つの要素を簡単に紹介しておきます。

バランスセラピー理論

人間の適切な生存条件は、自然界のバランスとともにある。この基本的立場から、存在論と認識論、価値論を展開した「バランス理論」と、それを具体的な生活技術の中に探った「ストレスコントロール論」に大きく分けられる。

同時に、これは自己実現の理論でもある。なぜならストレスコントロールのための重要なスキルである、「生活体験の意味づけ」や「自己受容」を通して、真の自己実現ははじめて可能となるから。

アローバランスグラフ

心理学で言うアセスメントにあたるもの。筋肉の歪みから定量化されるストレスを客観的に測定し、評価するためのグラフ。これに基づいて現状把握をおこなう。対策を考えるデータであると同時に、ケア効果の測定にも用いる。

ホメオストレッチ

筋肉応用覚醒伸展法という他動的ストレッチは、筋肉―脳の求心的神経回路を通して、過剰なストレスによる脳の機能的なアンバランスを解消し、ホメオスターシス（恒常性維持機能）を正常化することを目的とする。深い脱力のなかで、過剰なストレスを解消するための介入法である。筋肉は過去（精神的なストレスやトラウマ）を記憶するという立場からは、「過去の清算」としても位置づけられる。

カウンセリング

ケアにおける信頼関係を構築するための面談法。信頼関係がなければ援助は成立しないので、信頼を勝ち取るためのスキルを身につける。

これら四つの要素を組み合わせたリラクセーションプログラムは、①深いリラクセーションの実現　②思考や行動、生活習慣の変容　③不定愁訴などの身体的症状の解消を目的として構成されます。

第2章◎病んでいるのは誰?

BALANCE THERAPY

人生の困難を語る言葉

「幸福の形は一つしかないが、不幸の形はすべて違っている」

なるほどと思わせる名言ですが、じつは不幸にも一つの形しかないのだという、思い切った仮説から、この章を始めてみたいと思います。

たとえば、不治の病を宣告された人と、ギャンブルで大金を失った人が、たまたま電車で隣り合わせに座ったとします。二人の顔は同じように悲しげです。しかしその不幸の質はまるで違うものだと、私たちは思っています。それを同列に扱うようなことをしたら、重い病に苦しむ患者さんにきっと叱られるでしょう。

ところで、科学や思想が大きく発展するときは、それまでになかった新しいものの見方が生まれて、従来の「知」を揺さぶり、「知」のパラダイムを一新します。心身症という概念が生まれたときもそうです。26ページの表にあるような症状や病気、それ以前には何の繋がりもないと思われていた、さまざまな疾病が一つにまとめられ、〝心と体の関係〟という新しい視点から、共通の光をあてられるようになりました。心身医学というジャンルが誕生したのです。それによって、より深いレベルで病気のメカニズムが理解され、治療法や予防法が考えられるようになっています。

さまざまな人生の困難、言い換えれば、世間の人が「悩み」とか「不幸」と呼ぶようなごくありふれた、しかし一つひとつはこのうえもなく深刻である、多種多様なケアの対象についても、まったく新しいアプローチを可能にする視点が、どこかに存在するのではないか――。バランスセラピー学の草創期、手さぐりで新しいケアのあり方を探っていた私の頭にあったのは、そんな問題意識でした。

たとえば、悲しげな表情で同じように電車に揺られているAさんとBさん。Aさんは、三年前に胃癌の手術を受けてから、ずっと恐れてきた転移の事実をつい先程、病院で知らされたばかりです。Bさんのほうは、半月分の生活費にあたる金額をクレジットカードで引き出し、それをパチンコですっかり失ってきたところです。

エピソードとして見れば、二人の不幸はまったく違います。しかし二人の様子を観察し続けると、意外なほどそれが似通っていることに気づくはずです。

二人とも家にすんなり帰りにくく、どこかでお酒を飲むかもしれません。飲んで帰っても、陽気にはふるまえない。自分の「不幸」を素直に家族に打ち明けることは、二人ともおそらくできないでしょう。イライラが高じます。妻や子どもに、つい当たり散らすかもしれません。うつ向きがちになり、ため息が多くなり、早々に床に入ってしまうというのが一番ありがちなパターンではないでしょうか。

AさんとBさんの深刻さを同等に扱うのは論外でしょう。しかし、いま述べたように同じ種類の反応が、もし仮に二人に起こるとしたら、二つの不幸には何か共通の言葉で表現できるものが存在しているはずです。その共通の言葉が、じつは「ストレス」なのです。AさんとBさんの行動がなぜこんなふうに予想できるかと言えば、それらはいずれも過剰なストレスを体験したときに私たちがとりやすい行動のパターンだからです。

恋人に去られて泣いている若い女性。息子の非行に悩む母親。禁煙が長続きしないヘビースモーカー。成績不振に悩む営業マン。たった五〇〇グラムの体重増加で、過食症に陥ってしまう少女のダイエット……。一見、共通点など何もないように思える人生の諸問題を、ストレスという視点から見たら、何が見えてくるだろうと私は考えました。

「苦しみ」の定義

心身症の概念は、心と体を分けることで発展してきた西洋医学に、心身相関の新しいパラダイムを開きました。しかし東洋には、同じような概念が昔から存在しています。心と体を一つのものと捉える「心身一如」の考え方や、中国の「気」などは、今日の心身医学に先立って、心身相関の立場から心や体を捉えています。

同じように人生の「悩み」や「不幸」についても、現代とは異なる光のあて方がありました。たとえば、仏教における「苦」の概念です。

ご存じのように「一切皆苦」は、「諸行無常」などとともに仏教の根本的なテーゼの一つです。すべては苦である。つまりそこでは、あらゆる人生の問題——失恋とか子どもの非行、病気、禁煙が続かないような意志の弱さ、仕事の悩み、ダイエットのリバウンドも、「苦」というたった一つの概念のもとに括られることになります。

ちなみに仏教は、苦を八つのカテゴリーに分類します。まず〝生老病死〟という、誰の人生にもある四つの基本的な苦。そこに、怨憎会苦（憎い者と出会う）、愛別離苦（愛する者と別れる）、求不得苦（求めるものが得られない）、五蘊盛苦（迷いが盛んであること）の四つが加わります。「四苦八苦」という、人が苦労する様をあらわす言葉も、そこから生まれたものであることはよく知られています。

ここで注目したいのは仏教の苦は、苦痛や苦悩とイコールではないことです。肉体的な痛みや、精神的な苦しみだけが「苦」なのではない。「自分の思うようにならない」ことが苦である、と説明されています。ですからなかなか自分の思うように得られず、それを失うときも、自分の意志に反して失わざるを得ない「楽」も、そこに含まれます。

自分の思いどおりにならないことが苦である。すなわち苦の原因は、癌とかギャンブルの負けという形で自分の外にあるのでなく、自分の内側にあるということです。これが不幸や悩みを扱うときの仏教の流儀です。癌の再発に苦しむのは、「癌になるのはイヤだ。健康でありたい」という思いが存在するからであり、パチンコに負けて悔しいのは、「儲けてやろう」という気持ちが強いからだというのです。後で詳しく述べますが、このような「苦」の理解には、今日のストレス学説と極めて近いものがあります。

話がそれてしまったので、もとに戻しましょう。

心身医学以前、世間で言われるような「不幸」とか「悩み」が医学で問題になることはあまりありませんでした。病気の発生があってはじめてスタートするのが医学です。病気よりずっと広範で、病気の周囲を取り巻き、その周辺に存在している不幸や悩みは、最初からそのテリトリーの外に置かれてきました。

しかし予防に対する人々の意識が高まるとともに、医学もその光が照らしだす範囲を少しずつ広げています。病気の直接原因だけを対象にしているあいだは視野に入ってこなかった、より広範囲な要因がリスクとして見えてきます。ストレスもその一つとして、私たちの前に登場したと言っていいでしょう。

ストレスとは、医学的——厳密に言えば、生理学的に表現された「不幸」「悩み」のことだと言っても過言ではありません。

このことも、また後で詳しく述べることになるでしょう。ここでは不治の病を宣告された人もパチンコで負けた人も、同じような行動パターン、反応パターンに陥りやすいということを思い出してください。身体面を見れば、おそらく筋肉がこわばり、呼吸が早くなり、血圧上昇や心拍数増加も観察できるはずです。お酒を飲みたくなったり、イライラして家族に当たり散らしたり、ため息が出るのも、そのような生理的反応と関係しています。

ご存じの通り、血圧や心拍数に最も関心を示すのは予防医学です。予防医学はケアに属しています。どんなケアでも必ずそうですが、病気の直接原因よりさらに下位にあるさまざまなリスク、つまり人生というものに、どうしても触れていかざるを得ないのです。

眼差しの転換

自分の思うようにならないところに、仏教は生きることの本質を見ました。そのような人生観は、可能性の追求に自己実現を見ようとする西洋的、近代的な人生観とは異質なものです。仏教の礎を築いたシャカの目は、人間の強さより弱さのほうに向けられていたに違いありません。「病」やケアについて考えるとき、そのような眼差しを参考にするのは意味のないことではないでしょう。

【ケース1】

二七歳の独身女性。会社の先輩だった男性との別離を経験したのが五年前。結婚前提のつきあいだったが、男性が転勤になり、転勤先で新しい恋人ができたのが原因だという。この別離がきっかけで深刻な自信喪失に陥り、一生結婚できないのではないかとの不安、恐怖感、劣等感に悩まされるようになる。三年前から過換気症候群など、不安神経症的な症状が出るようになった。病院に通い精神安定剤の投与を受けるが、はかばかしい改善はなく、一年半前にバランスセラピーと出会う。

こうした悩み事を相談された人は、たいてい問題解決のアドバイスを求められたと錯覚しがちです。このケースのような場合、「あなたのどこに問題があった」とか、「失敗を繰り返さないためにこうすべきだ」といったことがアドバイスされるでしょう。

カウンセリングでも、問題解決志向の強い人がカウンセラーになると、同じような間違いをおかします。なぜ間違いかというと解決策は常に、その人にとって最も辛い事実、〝ふられた〟という事実に言及しているからです。言うまでもなくクライアントのほとんどは、辛い事実から心理的に離れられないために病んでいるわけです。

ここで、仏教的な受け止め方をするなら、〝あの人にふられた〟という事実は、「自分の思うようにならなかった」と理解されるでしょう。

その受け止め方が、現実理解として優れているのは、「あの男に騙された」とか「私のどこどこが悪かったからだ」というような、生々しい事実へのこだわりから人を解放してくれるところです。この悲しさは、あの人にふられたゆえのものではない。自分が望んだようにいかなかったところから生まれてくる感情であると、自分の内側に眼差しを向けていく。そこに、「一切皆苦」を説いた宗教の知恵があります。

実際、「病」を抱えて相談に来る人に見られる傾向は、誰かを責める自己正当化（あの人はひどい）か、あるいは自分を責める自己批判（自分が悪い）の激しさです。

ケース1の女性も、相手の男性を信頼しきれなかった自分が間違っていたと、しきりに自分を責めていました。彼女に一番必要なのは、〝ふられた〟という事実――自分にはどうにもならない外的な事実へのこだわりを転換することです。なぜなら耐えがたい事実に圧倒され、主体的な自己決定性を失ってしまうところに、「病」は起きてくるからです。

外に向いた眼差しを自分に向けてごらんなさい、とバランスセラピーは促します。このケースの女性も、回復までに次のような段階を経ています。

彼女の手記を引用してみます。

「考えてみると何でも人のせいにしてきたのが、これまでの自分でした。誰のせいにもできないときは、怒りをどこへぶつけていいのかわからずにイライラしたり、家族にやつ当たりしていた。けれどいまは、私は私なんだと思います。自分次第です。過去の体験の意味も、これからの人生も、自分が変えていくのだと思います」

眼差しを自分の心に向けることで、主体的な自己決定性を取り戻そう、自分が自分の人生の主人公たろうとしていることがうかがえます。

体は、心について間違わない

眼差しを自分の心に向けることの重要性は、たいていの心理学が指摘しています。心理学だから当然というより、自己成長には何らかの〝気づき〟が必要だからです。

ただし心を直接の相手にするには困難がともないます。第1章でも述べましたが、人の心は曖昧模糊としています。捉えがたく、常に私たちを裏切る。それで、ユング派などの心理療法では、見えない心を物語る代弁者として夢や絵、箱庭を用います。クライアントが描いた絵や、箱庭のなかの空想世界という、具体物を通して心を〝解釈〟しようとしてきました。

「心を相手にしても、心のことはわからない」

これが、バランスセラピー学の入り口に掲げられた第一の案内書きです。

では、心を直接の対象とせずに、どのようにして心に迫るのでしょうか。

私たちは、人の表情筋のかすかな動きから、相手の心の微妙な変化を推測します。心臓の鼓動が急に大きくなり、はじめて自分の感情に気づくことがあります。若くて美しい看護婦さんに計ってもらうと、男性の血圧はたいてい高くなります。本人がひた隠しにしているウソをウソ発見器で暴くのは、指先のわずかな発汗です。ゆったりとした気持ちになると末梢血管が広がり、皮膚温が上昇します……。

体の変化、とりわけ生理的変化は、心の動きと密接に連動しています。掴みどころのない心を対象とするかわりに、目に見え、手でも触れられる体のほうを見ていく。

「体は、心について間違わない」

これがバランスセラピー学の入り口に掲げられた、第二の案内書きです。

筋肉の緊張や弛緩、心拍、血圧、発汗、体温……。そんな身体的変化が、人の心の複雑で多彩な動きを表現できるのかという疑問が当然湧いてきます。

たとえば、失恋から立ち直れない女性の苦しみは、どのように現れるのか。血圧をいくら測ってもそこからは、どんな男性が相手であったか、どんな別れ方を経験したか、別れの理由は何であったかということは、何もわからないではないか。

確かにわかりません。しかし、それらは〝エピソード〟です。彼女がこうむっている苦しみの実質ではありません。エピソード的な〝彩り〟ではなく、彼女がこうむった〝衝撃の大きさ〟に苦しみの実質があるのです。そして、衝撃の大きさは筋肉や血圧、心拍、発汗、体温などに確実に反映します。

ケース1の女性が相手の男性から、突然別れを告げられたときを想像してみましょう。通常なら一瞬のショック状態のあとに筋肉の強張り、心拍数の増加、血圧の上昇、発汗などが起こり、皮膚温は低下します。血糖値の上昇、赤血球の増加、アドレナリンの分泌、ホルモン分泌の急変、免疫機能の亢進や低下といった、さまざまな異変が全身的に起きたはずです。これがじつは、彼女が味わった苦しみの身体的な翻訳なのです。

このような現象のことを医学的には「ストレス」と呼びます。

けれど、苦しみと「病」は別のものです。彼女が病んでいるとしたら、耐えがたい衝撃に圧倒され、そのために主体的な自己決定性を失ってしまったからです。その一つとして現れてきたのが、過換気症候群でしょう。過換気症候群は、無意識のうちに呼吸が早くなり、血液中の炭酸ガスが減少することで起こる発作です。とくに若い女性に多く見られ、心理的な不安が原因であるとされています。

呼吸が早まるのは、ストレス時の典型的な身体反応です。ですから緊張を自覚できた人は深呼吸で息を整え、体と心を落ちつかせようとします。

自己決定性を奪われたこの女性には、その深呼吸ができません。自分の呼吸が早くなっていることにさえ気づかない。だから、いつどこで発作に襲われるかわかりません。失恋を体験したのは何年も前ですから、もう悲しみを忘れたと本人は思っているかもしれません。しかし知らないうちに呼吸が早まってしまう体のほうは、彼女の気持ちとは別のところで、いまだに苦しみ続けているのです。

無意識とか潜在意識というものが仮にあるとしたら、身体こそその〝座〟であり、身体と一つになって存在するものであろうと私は考えます。〝意識の深層〟という仮定された、目に見えないものだけを相手にしていると、解釈に解釈を積み重ねることになります。その危うさのなかで格闘しなくてはなりません。しかし身体から無意識や潜在意識を見ることによって、私たちは確実性を手にすることができます。

当然、「心のケア」も身体に対しておこなわれることになります。たとえば、バランスセラピー学には体の一番外側にある筋肉から、神経、脳中枢、心へと求心的に作用する、ホメオストレッチといわれるアプローチがあります。その原理は、深呼吸で心が落ち着くという素朴な体験が意味しているものと同じです。

「はじめて受けたホメオストレッチは、いまも忘れません。不思議な安心感があり、大きな暖かさに包み込まれている心地よさを感じました。なぜかじんわり涙が出てきて、子どもの頃のことや、いままでの体験を自然と先生にお話ししたくなったのです」

カウンセリング終了時に、ケース1の女性が残してくれた手記の一節です。

同じ手紙で彼女は次のようにも述べています。

「これまでの私の体験はみんな、私にとってとても大切な過程だったと気づきました。母の病気と死、いまの会社に勤めたことも、恋愛も失恋も、つらかったことも悲しかったことも、みんな大切な意味を持っていたとわかってきました」

自分の体験を価値づけようとする、このような姿勢は、すでに自己決定性が回復されてきたしるしと考えることができます。

原因はストレスにあり

人々がその人生で出会うさまざまな問題、「悩み」や「不幸」について、ケアの立場から客観的に語ることのできる共通言語に、私たちはようやく逢着したようです。「自分の思うようにならない」という苦の定義から、この章を始めました。しかしいまは、それを「ストレス」という言葉に置き換えることができます。

【ケース2】

三二歳の女性。夫と娘の四人家族。二年前、夫の転勤で東京から九州に移り住む。四歳の娘に、つい暴力をふるってしまうと相談に来たケース。罪悪感は強く、「私は子育てに向いていない」「ひどい母親だ」としきりに語る。本人によると小さい頃、自分も母親に暴力をふるわれたという。身体的には慢性的な便秘と、ときどきひどい片頭痛がある。

心身医学が扱うのは、主にストレスによる身体的な症状です。しかし身体の症状となってはっきり出てくるのは、ストレスによる影響のごく一部で、その周辺にはさまざまな前─病気が存在しています。ケース2も、そのような事例の一つです。最近よく耳にする「幼児虐待」まではいかないけれど、わが子につい手をあげてしまうという悩みでした。

身体が、ストレスの影響を避けられないのと同じように、私たちの感情や思考、行動も知らず知らずストレスに左右されています。

この母親のストレスが、子ども時代の体験から来るのか、新しい土地での気兼ねの多い生活によるのか、それとも性格的な要素が強いのか、そのへんのところは正確にはわかりません。おそらく複合的なものでしょう。しかし間違いなくストレスが影響していることは、次のようなところに現れています。

子どもへの暴力という、本人が望まない行動、むしろ「そうしないように気をつけよう」と思っているその行動を知らず知らず、あるいは衝動的にしてしまう。

子どもの頃、私は吃音に苦しみました。吃音というのは、「ドモらないようにしたい」とか「うまくしゃべろう」と思うほど、症状がひどくなります。うまくしゃべりたいという思いが、かえって呼吸筋や発音筋を緊張させ、その自由を奪ってしまうのです。

ストレスとは、自由を奪うものだと言うことができます。筋肉とはかぎりません。主体的な自己決定性を失うところにこそ、「病」があると言いましたが、ストレスがはなはだしくなると思考や行動もその自由を奪われます。仕事でもミスが増え、将来の予測や分析も誤りやすくなる。当然、失敗や挫折も多くなるでしょう。

世の中の犯罪もそのほとんどは、ストレスのために思考や行動の自由を奪われ、主体性をなくした状況で起こると考えられます。本来、人間は善であり、凶悪な犯罪などには走らないと言うのではありません。私たちの心にはおそらく、深い闇の部分も潜んでいるでしょう。しかしその内部の闇をコントロールしてきたのが人間です。その理由はいたって簡単で、コントロールするほうが、安全で快適な生存の確率が高くなるからです。したがって、自己保存のために大切な安全や快適を放棄してまで、犯罪に走るということは、自由や主体性を決定的に奪われた状態であると判断せざるを得ないのです。

子どもの非行が大きな問題になっていますが、そこでもストレスが重要な役割を演じていることをバランスセラピー学は指摘してきました。家庭の崩壊や、旧来の道徳の喪失に原因を求める識者が少なくありませんが、むしろ家庭教育や社会的な規範の崩壊が、子どものストレスを増大させていると捉えるほうが、今後の対応法を正しく探れるような気がします。

同様に、わが子に暴力をふるうこの女性を、「母親失格だ」と責めても、「母親はかくあるべきだ」と諭しても、ストレスを強める結果にしかなりません。もし、彼女の幼児時代に原因があるとすれば、問題の解決はほとんど不可能でしょう。問題はそう簡単に解決しない。その前提で、彼女のなかに蓄積されたストレスを解き放つことと、必要以上にストレスをためない生活技術を本人が身につける以外にないと、バランスセラピーは考えるのです。言い換えれば、エピソードとしての傷は癒すことができません。それよりもストレスを軽減し、思考や行動の自由を取り戻すところに本当の癒しが存在します。

「病んでいるのはあなたの心ではない。だから自分のことを責めるのでなく、ストレスをためこんでいる体のほうに、目を向けてほしい」

この女性に対するケアも、そのような立場からおこなわれました。半年後には、アローバランスグラフによるストレス指数が半分に低下。それとともに子どもへの暴力もおさまり、接し方にもトゲトゲしさが消えました。便秘や片頭痛についても、一時のひどさがなくなり、全体に体がラクになったという感想を述べています。

ストレスケアの目的

現代医学が理解するストレスは、苦しみや悲しみ、痛みなどのマイナス要素だけでなく、喜びとか快楽のような、人生のプラス要素においても生じるものです。一般的な言い方をすれば、緊張や興奮のあるところには必ずストレスが存在します。失恋の悲しみがストレスであるなら、恋愛や結婚の喜びもストレスです。生きるとは、ストレスを生きることにほかなりません。

つまりストレス自体は、病気でも何でもないということです。それでは、どのようなときにストレスは「病」と見なされるのでしょうか。

その答えは、すでに書きました。主体的な自己決定性を失い、心身の自由を奪われるときです。まわりの状況に合わせて、常にしなやかに変化しているはずの心や体が、一つの状態に固定され、そこから動けなくなってしまった状態です。

たとえば、結婚式の披露宴でスピーチに立ったとき、緊張から血圧が上昇するのは正常です。高血圧であるとは言いません。しかしスピーチを終えても正常な値に復帰しないとか、緊張する理由は何もないのに血圧が高くなれば、それは病気と診断されます。

というのも私たちの心や体には、自分がそう意識しなくても、最も生存に適した状態を実現しようとする機能がそなわっています。ストレスで体に生理的な変化が生じても、緊張の必要がなくなれば、そのレベルをもとに戻そうとする仕組みが働く。ですから血圧も一定以上に高くなることはなく、一時的に高くなっても通常はすみやかに低下します。

この復元力をホメオスターシス（恒常性維持機能）と呼びます。ストレス自体は異常でも病気でもないと言いましたが、ストレスの衝撃が強すぎたり、長期間続くと、もとに戻ろうとするホメオスターシスの機能がだんだん疲弊し、衰えてきます。徐々に復元力が失われてくるのです。やがて完全に戻れなくなり、ある状態に心も体も固定されてしまう。そのような変化の乏しさや、復元力を失ったための極端な変化が病気と判断されるのです。

したがって、ストレスケアの対象は、心身症だけではありません。ホメオスターシスの衰えという観点から見れば、WHOも言うとおり、ほとんどの病気にストレスが関係しています。また次のような人生の諸問題も、ストレス抜きに語ることは難しいでしょう。

思考力や判断力の低下、それによるミス、失敗、ケガ、事故、けんか、対人関係のトラブル。やる気や好奇心、探究心、集中力の低下。人生目標の喪失、自己評価の低さ、無気力。犯罪、非行、意志の弱さ、アルコールや薬物の中毒……。

しかしケアの目的は、すでに何度も述べたように、こうした現実問題を解決することではありません。一つひとつの問題はしょせんエピソードに過ぎない。大切なことはエピソードにとらわれず、その人が人生のさまざまな困難のなかで、最善の道を歩むために必要となる、心身の復元力や自己決定性を取り戻すように援助することです。

自分の思うようにならない。これがストレスの定義の一つであるとすれば、ストレスをコントロールすることで、自分の思うように生きる能力を身につける。バランスセラピー学はそれを目的としています。「自己実現」という言葉を使ってもいいでしょう。

自己実現というと多くの人は、いい大学に入学するとか、大きな家に住むとか、世間をアッと言わせるような仕事をしたり、社会的に成功することを思い浮かべます。それらも自己実現には違いありません。しかしそうしたエピソード的な世界でつまずいても、ストレスに押しつぶされることなく、柔軟にその困難を乗り越えていける。そこに本当の自分らしさ——主体的な自己決定性があるとバランスセラピー学は考えるのです。

第3章◎ストレスとは何か

BALANCE
THERAPY

ストレスとは体内環境の歪み

「健康とは、肉体的にも精神的にも、また社会的にも申し分ない状態であり、単に病気や疾患がないというだけではない」

健康（Ｈｅａｌｔｈ）を定義して、ＷＨＯはこう述べています。

生き方そのものが人の健康に深くかかわっているという、このような健康観の背景にはすでに心身医学的な認識が存在しています。体と心、社会環境の相互作用に注目する心身医学的な考え方は、病気中心だった従来の健康観を大きく変えました。

ストレスの問題が、今日のようにクローズアップされるようになったのも、癌や成人病予防の啓蒙活動を通して、こうした健康観が一般にも広く知られるようになった結果です。

ためしにインターネットで「ストレス」の項目を検索してみると、ヒットしたサイトは二〇〇〇万件近くにのぼりました。

しかし私たちは、「ストレス」の意味を正しく理解しているでしょうか。言葉がポピュラーである割に、いやポピュラーであるからこそ、正しい理解のないまま間違って使われることが多いような気がします。

たとえば、「ストレスがたまる」という言い方をよく耳にします。これはイライラや欲求不満が高じることを意味するようです。そこで問題になっているのは、私たちの気分とか心理状態です。ですからストレス対策というと、まず気分転換が勧められます。映画や音楽、ショッピング、おしゃべり、スポーツ、旅行などなど。つまり目先を他に向けて気分を切り替えれば、ストレス解消になるのだと思われています。確かにそうした気分転換の方法をたくさん持っている人ほど、暮らしが単調に陥らず、メリハリのある精神生活を営むことができるでしょう。

しかし気分を変えてもストレスは解消しません。なぜならイライラした気分とか欲求不満の心理状態は、ストレスそのものではないからです。それらは、むしろストレスの結果です。ストレスによって生じた身体的生理的な変化の影響が、心理面に現れたに過ぎません。表層的な気分を変えても、心と体の深いところには相変わらずストレスという強力なトラブルメイカーが居すわっています。

ストレスという言葉はもともと物理の用語です。〝物体が荷重を受けたとき、荷重に応じて物体の内部に生ずる抵抗力〟（広辞苑）のことで、物理の世界では「応力」とか「歪力」「内力」という訳語が使われています。一番わかりやすいのは、ゴムボールを強く握ったときに、その強さに応じて生じるボールの抵抗力です。外からの圧迫で、ボール内の圧力が高まるところをイメージするとわかりやすいでしょう。

そうした物理の力学を、アメリカの生理学者ウォルター・キャノン（1871〜1945）は生体にあてはめました。刺激という荷重を受けた生体には、一種の抵抗力が生まれると考えたのです。寒冷や失血、低酸素などの刺激に対し、生体はアドレナリンの分泌、血管の収縮、血圧上昇などの生理的抵抗力を生じるとキャノンは指摘しました。

ストレスという言葉を今日のような、〝生体が刺激を受けたときに、生体に生じる歪《ひず》み〟という意味で、最初に用いたのはカナダの内分泌学者ハンス・セリエ(1907〜82)でした。1936年に「ネイチャー」誌に発表した論文の中で、セリエはその歪みの特徴を、〝刺激が誘発する非特異的で、多様かつ定型的な諸反応〟と述べています。つまり刺激の種類とは無関係に、いろいろな変化が一定の反応パターンで全身的に生じるということです。その具体的な例として挙げられたのが、有名な「三徴候」(副腎皮質の肥大、胸腺・リンパ節・脾臓の萎縮、胃からの出血と潰瘍)です。

この論文によってセリエはストレス学の祖とされ、その考え方はいまもストレス研究の土台になっています。

「体の歪み」とは何か

セリエは、ネズミを実験に用いましたが、実験の所期の目的は新しいホルモンの発見でした。しかし実験を繰り返すうち、彼はある事実に気づきます。刺激を加えられたネズミの体には、与えた刺激の種類と関係なく、いくつかの共通の反応が必ず起きたのです。後に「三徴候」と呼ばれたその反応は、①副腎皮質の肥大　②胸腺とリンパ節、脾臓の萎縮　③胃からの出血と潰瘍でした。これらの三つの徴候は、一般に私たち人間のストレス時においても認められるものです。

①の副腎皮質とは、副腎の外側部にあるホルモン分泌腺で、グルココルチコイドと呼ばれる副腎皮質ホルモンを分泌します。その臓器が肥大化したという事実は、ストレス状態になると大量のグルココルチコイドが分泌されることを意味します。

グルココルチコイドにはいろいろな働きがあり、その作用も多岐にわたります。私たちの健康に直接関係するものを挙げてみると――

・血糖値を上昇させる（肝臓における糖の合成、細胞への糖の取り込み抑制）

・血液の粘度を上げる（赤血球、血小板の増加）

・免疫機能の抑制（リンパ球の減少、抗体反応の低下）

・胃液の分泌促進

このような働きを持つホルモンが長いあいだ、しかも大量に分泌され続けた場合、私たちの体にどんな変化が起こるかはだいたい想像がつきます。

②にある胸腺、リンパ節、脾臓は、いずれも免疫に関係する器官です。そうした器官の萎縮は免疫力の低下を意味しています。

③として挙げられた胃からの出血や潰瘍は、ストレスの影響として一般にもよく知られるものでしょう。グルココルチコイドの仕事の一つは、胃液の分泌を促し、消化酵素の働きを活発にするものですが、睡眠中など胃に食べ物のない状態でそれが起こると、胃壁を保護する粘膜が破壊され潰瘍を生じることになります。

セリエはこうした三徴候を指摘し、それを「全身適応症候群」と呼びました。「適応」という言葉に注目してください。ネズミの体に生じたこのような症状は、絶え間なく刺激を与えられる異常な状況に自ら適応しようとした、身体的生理的な努力の結果であると考えたのです。

一方、キャノンの説は「緊急反応説」と呼ばれました。

彼は興味深い実験をおこなっています。動物の腸を取り出し、生理的食塩水につけておくと、生きているのと同じ腸の動きを観察することができます。キャノンは、そこにネコの血液を加えてみました。一つは、静かに休んでいるネコから採取した血液。もう一つはイヌにほえられ、興奮した状態で採取したネコの血液です。

前者を食塩水に加えると、腸の規則的な動きが観察できました。ところが後者つまり興奮時の血液では、腸が動かなくなってしまったのです。その原因は、採取した血液に含まれるアドレナリンにありました。

アドレナリンは、ドーパミンやノルアドレナリンなどとともに「カテコールアミン」と総称される、ストレスホルモンの仲間です。ストレス時には交感神経の活動によって、まずノルアドレナリンが分泌され、その刺激を受けた副腎髄質（副腎内側部）から大量のアドレナリンが血液中に放出されます。これが全身のさまざまな臓器に働きかけて、その活動を活発にしますが、胃や腸などの消化器系の臓器は例外で、アドレナリンによってその活動が抑えられてしまうのです。敵と遭遇するなどの緊急時には、消化よりも脳や心臓、筋肉などの活動を優先させる必要があるためです。

他にもキャノンは、ネコを使ってさまざまな実験をおこなっています。たとえば、イヌにほえられて興奮したネコの体には、次のような変化が起こることがわかりました。

胃腸の運動が止まる、唾液や消化液の分泌が減少する、脈拍が増える、心臓から拍出される血液の量が増える、血圧が上昇する、筋肉にいく血管が拡張する、消化器にいく血管が収縮する、呼吸が増え気管支が開く、筋肉の収縮力が増す、血液中のブドウ糖（血糖値）が増える、血液中の赤血球数が増加する、瞳孔が開く、足のひらに汗が出る、毛が逆立つ……（田中正敏著『ストレスそのとき脳は？』より）。

このような実験の積み重ねによって、キャノンやセリエが明らかにしたストレスの正体は、刺激が生体に引き起こす一連の反応でした。単なる気分や心理状態のことではありません。もっと正確に言えば、ストレスとは、刺激が引き起こす〝体内環境の変化〟であり、それによって私たちの心と体に生じる〝歪み〟のことです。

なぜストレスは起こるのか

ストレス反応を調べるために、キャノンは実験に使うネコにイヌをけしかけました。セリエがネズミに与えた刺激はホルマリン注射でした。また私たちの場合は、仕事の忙しさや精神的なショック、失恋とか近親者の死などの悲しみもストレスの原因になることを知っています。これらの刺激には何の共通点もないように思えます。にもかかわらず同じような反応を引き起こすとしたら、その理由は何でしょうか。

ストレスの原因となる刺激は、至るところに存在しています。

・物理的刺激……　暑さや寒さのなどの天候、気候、冷たさ、熱さ、騒音など
・身体的刺激……　空腹、疲労、痛み、病気、妊娠など
・社会的刺激……　人間関係、仕事、結婚、近親者の死、社会的責任など
・感情・情緒的刺激……　不安、恐怖、心配、愛情、喜びなど

多種多様な刺激に囲まれて人は生活しています。その刺激がまったくなくなれば、それがまたストレスの原因になる。まさに私たちはストレスを生きていると言えます。

ところでセリエは、「非特異的で、多様かつ定型的な諸反応」という言葉で、ストレスを表現しました。非特異的とは、どんな種類の刺激にも同じような反応が生じるということです。実験台で刺激を与えられる動物にも、仕事に忙殺されるビジネスマンや、失恋の傷が癒えない女性にも、キャノンが、イヌにほえられるネコの生体に観察したのと同様の生理的反応が起こります。

ここで、一つの疑問が湧いてきます。

同じ反応が起こるのはなぜなのか。刺激の種類は違うにもかかわらず、ネコにもネズミにも、そして人間にも同じ定型的反応が起こるのはなぜなのか。

石やガラスには、このような意味でのストレス反応はむろんありません。石もガラスも生体ではないからです。物体には守るべき生命がありません。ですから状況や環境の変化（刺激）に適応すべく、自分自身の状態を変えていく必要がないのです。

状況や環境の変化に素早く適応できる生体ほど危機を回避し、生き延びる可能性が高くなります。動物にとって一番差し迫った危険は、敵との遭遇です。かつては人間も、しばしばそんな緊急事態に陥ったに違いありません。

たとえば、腹を空かせたライオンと出会ったとき、私たちには二つの選択肢しかありません。必死で逃げるか命懸けで闘うか、そのどちらかです。キャノンは、「闘争か逃走か（Ｆｉｇｈｔ　ｏｒ　Ｆｌｉｇｈｔ）」という言葉でそれを表現しています。

もちろんライオンを前にした人間にかぎりません。食物連鎖に組み込まれ、生存競争の渦中で生きる動物は、絶えずこの二つの選択肢の前に立たされています。

どちらの選択肢を選んでも動物の体に生じる現象は同じです。なぜなら逃げるにしても闘うにしても、危機を脱するには全身の筋肉を極限まで使わざるを得ません。これまで見てきた一連のストレス反応は、じつは効率よく筋肉を使うための仕組みなのです。

キャノンが挙げたネコの反応で考えてみます。

ストレス時に胃腸の運動が止まるのは、筋肉運動に集中するためです。必要となる大量のエネルギー源と酸素を供給するために心拍数（脈拍）が増え、血液の拍出量が増加します。その結果、血圧が上昇する。たくさんの酸素を取り入れようと呼吸が激しくなり、気管支が開く。酸素をどんどん運ぶために赤血球が増加します。

肝臓からはエネルギー源（ブドウ糖）が血液中に放出され、血糖値が上がります。パワーを発揮するには筋肉の収縮力も必要です。暗くてもよく見えるように瞳孔が開き、手や足のひらに汗が出て手足の滑りを止める。毛が逆立つ、人間で言えば鳥肌が立つのは、万一傷を負っても少ない出血ですむようにするためです。

腹を空かせたライオンという刺激から無事に逃げおおせるよう、あるいは手強い敵を打ち倒せるように、こうした一連の反応が起こります。この反応の意味について、キャノンが述べているところを引用してみます。

「生物の歴史が始まって以来、何代も何代も数えきれぬほどの時代のあいだに、われわれの祖先たちは、生存をおびやかす危険に、体力で、おそらく全力を尽くして立ち向かわなければならなかったにちがいない。このような生存のための闘争は、主として神経と筋肉による争いである。調節作用がもっともすばやく、もっとも完全に起こる生物は、調節作用のそれほどよくない敵に比べて有利であった。作用の働きが完全であるということは、生き残ることを意味した」（キャノン『からだの知恵』――講談社学術文庫より――）

ストレスがなぜ危険なものになるのか

ストレスは、いわば生き物の宿命です。それがなければ、生命を脅かす危機に対処できなくなり、その生物種は滅びるしかありません。というよりも危機管理態勢を欠いた生命は、最初から生存の可能性を奪われます。

このようなストレスが、なぜ私たちの心身を損なう危険なものになってしまうのでしょうか。

体をゴム風船と考えると、その理由がよくわかります。限度いっぱいまで膨らませた風船は、伸びきったゴムがすぐに疲労を起こし、何日もたたずに萎んでしまいます。吹き込んだ空気が〝刺激〟、内部に生じた高い圧力が〝ストレス〟です。ストレスが続くと、風船のゴムのように私たちの体も疲弊し、さまざまな機能が衰えてくるのです。

実際、ストレス時の身体は、この風船と同じような高エネルギー状態にあります。自分を守るために必要なエネルギーが体中に満ちている。具体的に言うと、激しく動けるように筋肉が収縮力を増し、ブドウ糖が血液中にあふれている。その血液を素早く全身に送れ出せるように心臓が激しく動いて、血圧が上昇する。エネルギーの力学としては、いっぱいに膨らんだゴム風船と変わりありません。

ライオンに出会った私たちの先祖は、そこで逃げるか闘うか、いずれにしても筋肉を酷使しました。飢えたライオンに咬み殺されないかぎり、筋肉運動によって、全身にあふれたエネルギーを消費し高エネルギー状態は解消されます。ストレスの歪みが消える。激しい筋肉運動はストレス解除の合図であると言われています。

それなら私たちの先祖は、心身症やストレス病と無縁だったかというと、必ずしもそうは断言できません。たとえば、夜の闇は、彼らにとって大きな恐怖だったはずです。冬の雪に埋もれた野山は、飢餓に対する底知れぬ不安を引き起こしたでしょう。そうした恐怖や不安はライオンと違い、相手が見えません。筋肉運動では解決しない。しかし人間の脳、とりわけ生理的変化をコントロールしている脳幹、人間の脳のなかで最も古く原始的なこの脳はそのことを理解しません。ライオンと遭遇したときと同様の危機と認識し、高エネルギー状態をつくりだすのです。「夜の闇」や「はてしない雪原」という具体的なエピソードは無視して、非特異的に反応します。

何十万年前にも心身症やストレス病はあったと思います。ただ、筋肉運動で解決できない危機は、私たちの暮らす現代社会のほうが圧倒的に多くなっています。

【ケース3】

四七歳の男性、大手企業の営業課長。完璧主義で責任感が強く、人に仕事を任せられない。何もかも一人で背負い込むタイプ。バブルが弾けたあとの不況のなかでも、会社の営業成績が振るわないのは自分の責任だという気持ちで頑張ってきた。親しかった上司のリストラがきっかけで寝つきが悪くなる。朝の三時四時まで眠れないことも少なくない。やがて腹に痛みをおぼえ、激しい下痢に悩まされるようになった。大腸癌を心配して受診した病院で、自律神経失調による過敏性大腸と診断された。

仕事の忙しさ、責任感、業績不振、リストラに対する不安……そういう〝敵〟の姿は、ライオンのようにはっきり見えるわけではありません。しかし私たちの脳はライオンに遭遇したときと同じように、それを「生命の危機」と捉えてストレス態勢を指示します。体の高エネルギー状態が続くうち、全身が徐々に疲弊してくる。人生の諸問題を乗り越えられないところに「病」が発生するのは、そうしたメカニズムが働いた結果からです。

興味深いことに、この男性はストレスケアセンターに自発的にやって来たにもかかわらず、ストレスが原因であることを頑として認めようとしません。

「仕事は大変ですが、ストレスはない。私はそんな弱い人間とは違う」

そうした内容のことを何度もおっしゃるのです。強いからこそ、一生懸命になっていろいろなものと格闘し、いっそうストレスをためてしまう——。そのことを理解してもらうまでに、ずいぶん時間がかかったのを思い出します。

ストレスはいつ危険なものになるのか

私たちの先祖が野山を駆け回っていた頃と比べれば、格段に複雑化した現代社会。そこで暮らす私たちが出会うのは、筋肉では解決できない困難ばかりです。

日本健康づくり財団がおこなったアンケート調査によると、「この一カ月間にストレス（不満・悩み・苦労など）を感じたことがあるか」という問いに、「大いにある」と答えた人は一一・九パーセント、「多少ある」が四二・七

【グラフ1・どんなことでストレスを感じるか】

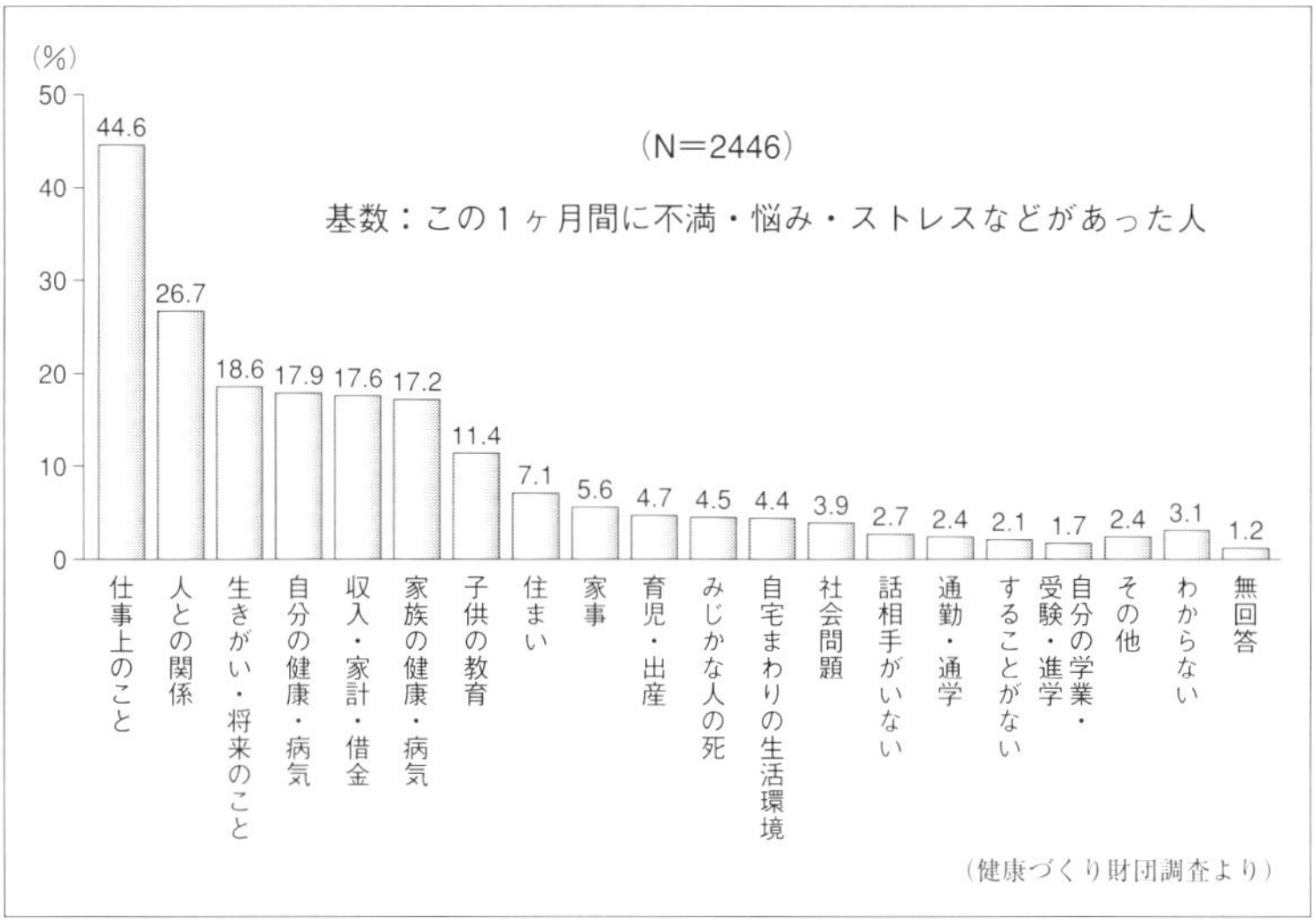

（健康づくり財団調査より）

パーセント。両方あわせると五四・六パーセントの人が何らかのストレスを自覚していました。

グラフに示したのは、その具体的な内容です。①仕事のこと、②人との関係、③生き甲斐・将来のこと、④自分の健康・病気、⑤収入・家計・借金、⑥家族の健康・病気、⑦子供の教育などが上位にあがっています。

いずれも簡単に決着のつく問題ではありません。仕事や人間関係の悩みなら長期間続きますし、家庭内にストレス源があるときは、事態が変わるまでに何年もかかるケースが多いでしょう。また、ケース3のサラリーマンのように、性格的な要因が強い場合には絶えず同じような〝荷重〟を背負い込むことになります。

生体に生じるストレス反応を「全身適応症候群」と呼んだセリエは、ストレスの持続を三つの時期に分けました。

◎第1期　警告反応

ストレス源と出会った瞬間、ないしはその後の短い時間。セリエはこの時期をさらに、「ショック相」と「反ショック相」という二つに分けました。

・ショック相

この時期の様子をよく示すのが、〝茫然自失〟という言葉です。いきなり刺激を受け、ショックに陥る。体温の低下、筋肉の弛緩、血圧や血糖値も低下するなど、活動性の喪失につながる反応が現れます。びっくりして腰が抜けるというのもこれでしょう。はなはだしく大きな刺激を受けた場合は自律神経が混乱を来たし、不整脈などでショック死する事態もないではありません。

・反ショック相

茫然自失の時期を過ぎると、ショック相とは逆の現象が起こります。体温の上昇、筋肉の緊張、血圧や血糖値の上昇など、さまざまなストレス反応が生じます。つまり逃げるか闘うか、どちらにしても必要となる高エネルギー状態がつくられるのです。

活動性が一気にアップするこの時期は、ストレスを引き起こした直接原因だけでなく、他の刺激に対しても抵抗力を増します。

◎第2期　抵抗期

ストレス源の影響が持続すると、高エネルギー状態も継続します。この時期は、刺激と生体の反応のバランスがとれ、相対的に安定しています。しかし他方では、徐々に疲労が現れてきます。ストレスを引き起こした直接原因には対応できても、他の刺激に対する抵抗力のほうはすでに乏しくなっています。

【グラフ2・セリエの全身適応症候群説】

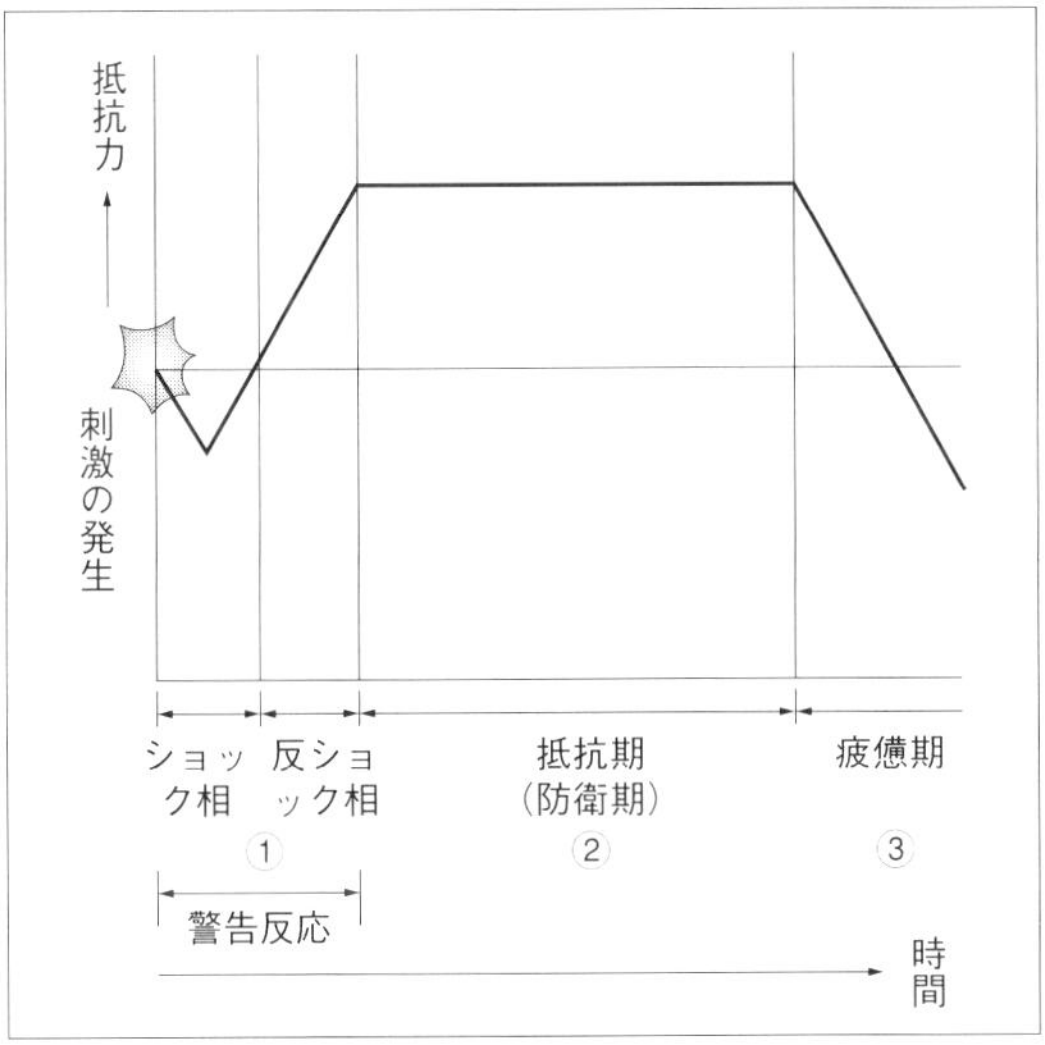

◎第3期　疲憊《ひはい》期

疲憊とは、疲労困憊のこと。膨らんだ風船のゴムが組織的に弱くなり、次第に空気が抜け始めます。もはやストレス反応の継続さえ困難になり、高エネルギー状態が続いたための弊害があちこちに現れてきます。自律神経や内分泌（ホルモン）がバランスを崩し、体温が低下し体重も減少する。ショック相と同様の症状が見られるようになるとセリエは指摘しています。

以上のことからわかるように、それ自体は決していけないものではないストレスが、次のようなときには危険なものに変貌します。

①刺激が大き過ぎるとき
②ストレス状態が長く持続するとき

また、セリエは指摘していませんが、過去に大きなストレスを経験し、それが清算されていない場合は、小さなストレスでも重大な結果を招くことが考えられます。

セリエの「全身適応症候群」の仮説はあくまで動物実験に基づいたものです。人間の場合には、警告期、抵抗期、疲憊期と三つの反応時期を経て進むストレスのなかで、どのような事態が起こるかを次ページに示しておきました。

【図1】

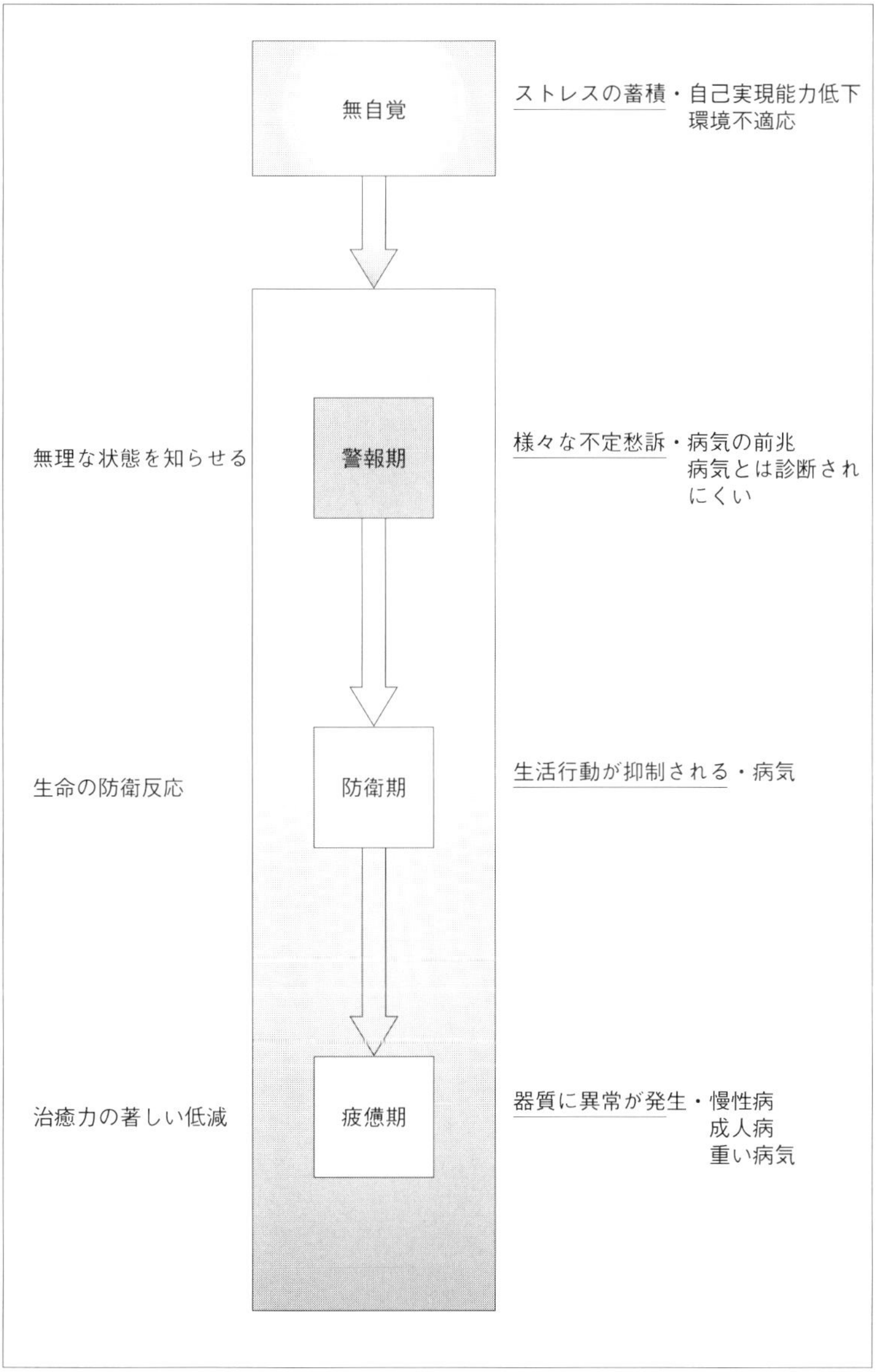
無自覚
ストレスの蓄積・自己実現能力低下
環境不適応
無理な状態を知らせる
警報期
様々な不定愁訴・病気の前兆
病気とは診断されにくい
生命の防衛反応
防衛期
生活行動が抑制される・病気
治癒力の著しい低減
疲憊期
器質に異常が発生・慢性病
成人病
重い病気

いのちの仕組み＝ホメオスターシス

年配の方は、〝やじろべえ〟という古いおもちゃをご記憶だろうと思います。釣合人形とも言われ、指先に乗せると左右の重しでバランスをとり、揺らしても突いても少々のことでは倒れません。左右に揺れながら、またもとの垂直な位置に戻ります。この〝やじろべえ〟と同じような復元力が、私たちの体にはそなわっています。つまり一方に偏らず、常にバランスをとって安定をはかるようなメカニズムで、そのような〝やじろべえ〟型の復元力のことを「ホメオスターシス（恒常性維持機能）」と呼びます。

たとえば、冷水をかぶったあと、体が逆に温かくなるのは誰にもおぼえのあることでしょう。シャワーなどで冷たい水を浴びると、最初はショック相にあたる現象で末梢血管が収縮し、皮膚の温度が低下します。けれどしばらくたつと血管が開いて反ショック相に入ります。心拍数や拍出量も増え、血行がよくなるので皮膚温が上昇する。シャワーを止めて体を拭うと、全身がポッポッとした感じになるのです。

〝やじろべえ〟を突つくといったんは一方に大きく傾き、そのあと逆に揺れ戻して、バランスを保とうとするのとよく似ています。こうした体のシステムに最初に気づいたのは、近代実験医学の祖と言われるフランスの生理学者クロード・ベルナール（1813〜78）です。ベルナールは、体の細胞にとって、その生命を支えている血液は一種の環境、「内部環境」であると考えました。環境が極端に変化すると、それに依存する生命はダメージを受けることになります。したがって、外部からの刺激はあっても内部の環境を大きく変えずに、一定の状態を保つような仕組みが働いていると考え、それを「恒常性維持」という言葉で表現しました。

フランスの生理学者で、最初の血清療法をおこなったことで有名なシャルル・リシェ（1850〜1935）が、恒常性維持というベルナールの考え方を発展させます。リシェは、恒常性について次のように述べています。「生物は安定なものである。一見矛盾するようだが、生物は刺激に反応しやすく、外部からの刺激に応じて自身のからだを変化させ、その反応を与えられた刺激に適応させる能力を持つことによって、はじめてその安定性を保っている。ある意味では、生物は、変化しうるがゆえに安定なのである——なにほどかの不安定性は、固体の真の安定のための必要条件である」（キャノン『からだの知恵』）

ここで、「なにほどかの不安定性」と言われるのが、〝やじろべえ〟の揺れであり、さまざまなストレス反応であることは説明するまでもないでしょう。

安定性のために揺れているのは、ベルナールの考えた血液だけではありません。筋肉の状態から、各臓器の働き、免疫機能、脳内の神経伝達物質のバランスまで、私たちの体はすべて、外部や内部から来る多種多様な刺激を受けながら絶えず揺らいでいます。

この揺らぎに対して、キャノンは「ホメオスタシス」という名称を与えました。ホメオとは、「同じような」。スタシスは「一定の状態」ということです。

「生体のなかで、安定した状態の主要な部分を保つ働きをしている、相互に関連した生理学的な作用は、ひじょうに複雑であり、また独特なものなので——それらのなかには、脳とか神経とか心臓、肺、腎臓、脾臓が含まれ、すべてが協同してその作用を営んでいる——私はこのような状態に対して、恒常状態(ホメオステーシス homeostasis)という特別の用語を用いることを提案してきた。この用語は、固定し動かないもの、停滞した状態を意味するものではない。それは、ある状態――変化はするが相対的に定常な状態――を意味するものである」

キャノンはそう述べています。ここにある「相対的に定常な状態」をわかりやすく言い換えれば、「一定の幅のなかで揺らいでいる」と言えるでしょう。体温であれば三六～四〇度。健康な人の血圧なら、六〇～一四〇㎜Hgぐらい。血糖値が揺らぐのは一〇〇～一六〇㎎／dlの幅です。脳内物質のバランスも、当然ある幅のなかで変化していて、人の情緒や感情もそれに合わせて揺らいでいます。

しかし刺激があまりにも大きかったり、長期間続くと、心身の〝やじろべえ〟がその圧力をはね返さずに倒れたり、動かなくなります。それが疲憊期です。心身の復元力、別の言葉で言えば、自然治癒力が衰えてしまった状態ですから、心にも体にもいろいろな「病」が出てきます。通常は、そうした有害な結果を招くストレスを指して、「ストレス」という言葉が用いられます。

笑いというストレス

日本の古い神道では、「ふるわす」「ゆらす」ことで生命力を蘇らせ、活性化できると考えられていました。ご神体を担ぎ出し、揺らしながら練り歩く神輿は、その名残をとどめていると言われます。神社神道のおおもとである天皇家の大嘗祭には、衣箱を揺らすことで新天皇の生命力を高める象徴的な儀式があるそうです。

生命の実態が、「揺れ」にあることを昔の人はよく知っていたのでしょう。

最近、笑いの効用をよく耳にします。笑いが健康に良いと言われるのも、全身を震わせたり揺すったりする、その「揺れ」と無関係とは思えません。

体内環境の揺れをつくる適度なストレスは、私たちの心身を活性化します。体では自律神経の働きが活発になり、脳ではA10神経をはじめとする、快感・覚醒の神経が刺激されるので、活動性や意欲が高まると考えられています。それによって、いろいろな能力も研ぎ澄まされる。「ストレスは人生のスパイスである」と言われる通りです。そのような有益なストレスのことを、「快ストレス」とか「ユーストレス」と呼んでいます。

快ストレスの代表が笑いでしょう。一時的にせよ、悩みや心配を忘れさせ、心身をリフレッシュし、気持ちを爽快にしてくれます。また最近では生体の免疫機能を高める作用があり、癌予防にも役立つと評価されています。落語を聞いて大いに笑ったあと、血液を採取して調べてみると、白血球の活性が高まっていたという報告もあります。

しかしそのことから、笑いは免疫力を高める特効薬であると思い込むのは、おそらく正しくないでしょう。なぜならストレス反応は、原則的に非特異的だからです。つまりストレスはどのような種類のものでも、その初期には免疫機能を活性化します。雨が降っても熱いお湯を飲んでも、ストレス反応として白血球が増えます。

ここでは、代表的な免疫活性物質であるインターロイキン1を紹介しましょう。細菌などが体内に侵入し炎症が起きると、まず増強されるのがインターロイキン1です。これはマクロファージなどの免疫細胞がつくる物質で、マクロファージや白血球、好中球の活性化、ナチュラルキラー細胞の機能強化、B細胞の抗体産生促進というように、多岐にわたって免疫機能を強化する働きを持っています。

ストレスがあるとインターロイキン1がただちに増え始めます。炎症が起きて一時間ほどで増えだし、一番多くなるのが三、四時間後。しかし六～八時間が過ぎると、今度は徐々に減ってきます。ストレス時に副腎皮質から分泌されるグルココルチコイドにはインターロイキン1の合成抑制作用がありますが、ストレスが持続しグルココルチコイドの量がだんだん増えてきたために、インターロイキン1のほうは減少してくるのです。

一般に思われているのとは逆に、ストレスはまず免疫を活性化します。したがって、笑いの場合も、笑うということに特別な価値があるわけではありません。ストレスによる免疫応答の一パターンと考えるほうが正しいでしょう。

ただ仕事の責任とか、対人関係からくる怒りや悲しみなどと比べると、笑いというストレスは、継続時間が極端に短いと言えます。また、エネルギーを外に発散するので、内攻するエネルギーは小さなものに抑えられるでしょう。それゆえに笑いは、心身に適度な刺激を与えるユーストレスになるのです。同じ理由から喜びとかやる気、積極性もユーストレスなのだと考えられます。残念ながらどれもあまり長続きしません。

「笑い死に」という言葉があります。もし笑い続けたら、副腎皮質が分泌するストレスホルモン、グルココルチコイドの影響で、おそらく免疫力は低下に転じるはずです。

私たちの内部環境は、笑いとか喜び、愛情といったエピソードは理解しません。内部環境が判別するのは刺激の有無と、その大きさだけです。なぜならあらゆる刺激は、ものごとを人間的に理解する大脳新皮質ではなく、一番原始的な脳である脳幹で、ストレス信号に翻訳されるからです。

四つの自己調整システム

生体だけにそなわったホメオスターシスの機能を、「復元力」「自然治癒力」と言い換えることができます。こうした言葉は、生命に秘められた神秘的な力を想像させますが、その神秘の力は、フィードバックの回路を持ったシステムが生み出すものです。

フィードバックを敢えて訳せば、自己調節ということになるでしょうか。たとえば、人と話をするときも、私たちは無意識のうちに相手の表情を読み取り、それを脳にフィードバックしています。脳はその情報に基づいて、口調がきつ過ぎるとか、この話題は適さないと判断し、話を変えるなどの自己調節をおこないます。働きかけの結果によって、次の動作や行為を変更することをフィードバックといいます。

ホメオスターシスとは、フィードバックによる自己調節システムです。

人の体を全体として見ると、フィードバックの情報回路を持つシステムが四つ存在します。①自律神経系　②内分泌（ホルモン）系　③免疫系　④脊髄—筋肉系ですが、ホメオスターシスのバランス機能を支えているのも、この四つのシステムです。そして、それらのシステムを統括しているのが、ほかならない脳です。とりわけ脳幹にある視床下部という、わずか五グラムほどの小さな器官がその中心になっています。

私たちの心身にストレスが起こるとき、四つのシステムはそれぞれどのように駆動するのか——。それを説明する前に、脳の構造を簡単に把握しておく必要があります。

脳の三層構造

人の脳の構造は複雑ですが、おおまかに分類すると左ページの図のようになります。一番外側にある大脳新皮質は、感覚と思考、運動を主な仕事としています。五感を通して得られた外部についての情報を統合し、判断を下し、体の動きを指示します。〝意識の座〟〝理性の座〟〝創造性の座〟とも言われ、なかでも前頭葉という、額の膨らみの下あたりにある脳は人間だけに特別に発達していて、より高い効率性や快適さを追求し、新しいものを生み出すクリエイティブな能力の源泉と考えられています。

大脳新皮質の下にあるのが、大脳辺縁系です。人間に進化する前からあった動物時代の大脳で、本能や情動、喜怒哀楽のような感情はそこで生まれます。いまは新皮質に上から押さえ込まれる形になっていますが、そのような脳の構造は、理性によって本能や情動をコントロールしようと、懸命に努力してきた人間の長い歴史を物語るかのようです。と同時に効率や快適さを追い求めるあまり、ともすれば豊かな感情やたくましい生命力を失いかねない、現代人の危うさも示すものでしょう。

大脳辺縁系は、いくつかの小さな脳に分かれており、記憶をためる海馬、快・不快を判別する扁桃核、やる気を生み出す側座核、行動力と関係する中隔核、においを感じる嗅結節などが存在しています。

大脳辺縁系の奥、脳の最も深いところにあるのが脳幹です。

新皮質を植物の葉にたとえれば、葉をつけた枝にあたるのが辺縁系で、脳幹は太い幹のようにそれらの葉や枝

【図2・脳の構造】

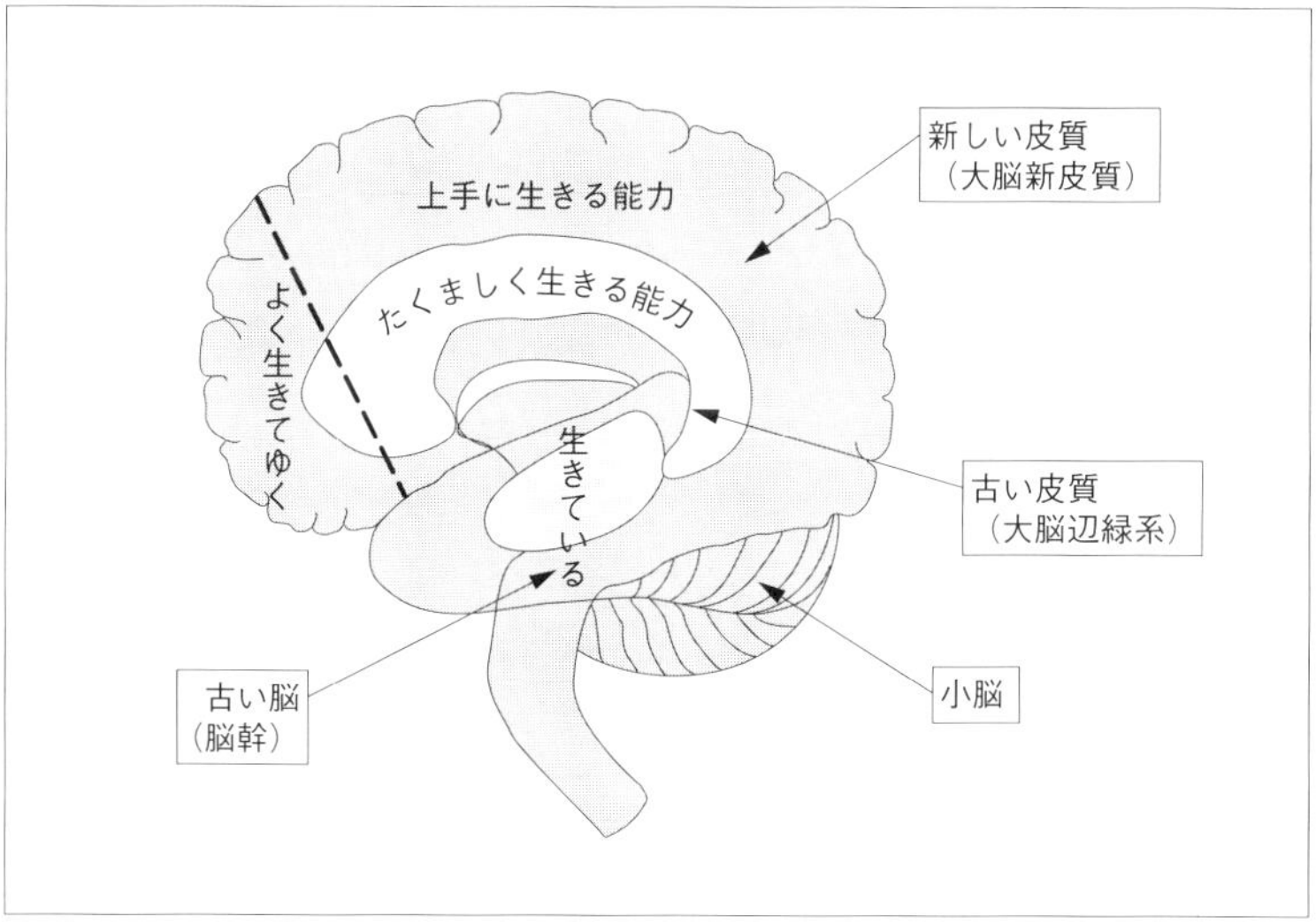

を支えています。根に相当する脊髄と直結した最も古い脳で、脊髄反射や内部環境の調節のような、生命維持に欠かせない大きな役目を担っています。

脳幹の活動停止をもって、生死のあいだにラインを引こうという「脳死」の発想も、生命維持という脳幹の働きに注目したものです。内部環境が崩壊し、もはや自己組織化はおこなわれない。天然のペースメーカーを持つ心臓は、惰性で動き続けるかもしれません。しかし生命維持装置である脳幹が活動停止に陥った以上、そこを人間の死とし、まだ動いている心臓や肝臓、腎臓、肺、腸などを移植に役立てようという考え方です。

たった二二〇グラムの脳幹ですが、その仕組みは単純ではありません。延髄、橋、中脳、間脳（視床と視床下部）という四つの部分に分けられ、一番上位にある間脳は、大脳辺縁系と脳幹の〝中間にある脳〟という意味の名前です。その間脳の視床下部に、ホメオスタシスをコントロールする最高司令部が存在しています。

【脳の基本的な働き】

◆生きている……………………………脳幹・脊髄系（反射活動・調節作用）

◆生きていく　たくましく……………大脳辺縁系（本能行動・情動行動）

うまく…………………大脳新皮質系（適応行為）

よく……………………大脳新皮質系（創造行為）

以上三つの中心的な脳の他にも、人間の脳には小脳と大脳基底核があり、小脳は身体運動を調節し、大脳基底核は、大脳辺縁系に隣接して身体運動を円滑におこなわせたり、筋肉の緊張を保つ役目をはたしています。

ホメオスターシスの中枢

植物状態というのは、脳幹以外の脳が活動しなくなった状態です。感覚や思考、運動をつかさどる新皮質も、本能や情動を生み出す辺縁系も働きを停止します。しかし生命維持装置である脳幹には異常がないので、意識のないままで生き続けます。再び大脳が活動を再開し、意識が戻るのは絶望的と考えられてきました。

ところが、家族や介護者の手厚い看護で、意識を回復するケースも少なくないことがわかってきました。バランスセラピー大学の学生でもある、ある病院の看護チームが、たまたま出会った事例を報告しているので、それを紹介してみます。

【ケース4】

Mさんは四〇代の男性。自殺未遂で発見されたときは、すでに心肺停止状態だったが、五分間の蘇生術で自発呼吸を始める。けれど意識は戻らず、救急病院へ搬送。最先端の救急医療が施されたが、意識回復のないまま六日後にK病院へ再入院する。

「再入院当初、刺激には全く反応しない状態であった。低酸素脳症による意識障害は高度で、搬入先の救急病院では、担当医師から意識の回復は絶望的であることが告げられていた。私たちも同様に絶望的な感情を抱きながら、M氏の看護にあたることになった」

報告は、当初の状況をそう記している。

「M氏の耳元で何度も繰り返し呼びかけをおこなったり、末梢に刺激を与えるなどのことを試みた。意識の回復をあきらめていないという気持ちを伝える手段として、高気圧酸素療法やCDPコリンの注射療法などの治療が開始された。二日後、家族の面会時に不規則ながら眼球運動が変化する徴候を観察することができた。私たちは、これを外的刺激に対する微細な反応の現れととらえた」

このあと看護チームは、末梢の感覚器官に対する刺激により、脳の意識覚醒を促すことを模索していく。患者の好む音楽を流し、言葉をかける。また、バランスセラピーのホメオストレッチ理論を応用し、四肢末端を中心に四〜七キログラムの負荷をかけ、中枢神経に働きかける身体マッサージ（注※）も取り入れている。

意識の回復は不可能と一度は宣告されたMさんだったが、四〇日目になると半介助で移動、食事、排泄ができるまでになる。目を見張る回復ぶりである。現在は車椅子の生活ながら、意志疎通もおこなえるようになり、積極的にリハビリテーションに取り組んでいるという。

「今回、私たちは植物状態に陥った患者さんの看護を経験した。報告は、次のように締めくくられている。

高次機能は完全に麻痺していたが、生命維持に必要な最低限の脳幹の機能は不充分ながら保たれていることに着目した。心とした脳神経系への感覚刺激と、皮膚感覚や深部知覚などの脊髄神経系に対する負荷刺激を繰り返した。末梢神経刺激、つまり聴覚や視覚を中（中略）私たちが実践した末梢刺激が意識の回復にどの程度の貢献をしたかは推論の域を出ない。ただ患者さんの微細な変化に対するきめこまかな対応は病状の好転につながったように思う」（注※※）

（注※）ホメオストレッチ理論を応用した身体マッサージであり、バランスセラピー本来の介入法にはマッサージはない。

（注※※）「自殺企図（縊首）による意識障害から回復したうつ病患者の回復過程」（有吉由起子ら―福岡県鞍手共立病院―）

脳幹と呼ばれる脳の深層は底知れぬ生命力を秘めているようです。不完全ながらも脳幹の機能が保たれていたおかげで、やがて大脳が蘇り、意識を取り戻す。ここに報告されたようなケースに出会うと、脳幹が脳全体におよぼしている極めて大きな影響力を、〝神秘的〟と呼んでみたい誘惑にかられます。

事例の中にある「ホメオストレッチ」は、筋肉↓神経↓脳という、外部からの働きかけが唯一可能な求心的回路を通して脳幹に働きかけ、ホメオスターシスの機能を回復しようとするものです。看護スタッフが「末梢刺激」を強調するのも同様の理論に基づいています。ホメオストレッチについては、第6章で触れることになります。

ここでは、ホメオスタシスの主役である脳幹の働きを詳しく見ておくことにします。

◎脳幹の働き

延髄……視床下部とともにホメオスタシスを支える中心的な組織。私たちの生存に欠かせない呼吸や心拍、血管運動をコントロールしているところから、ここに「生命中枢」が存在すると考えられ、延髄の機能停止は死に直結します。

また唾液分泌、嘔吐、せき、くしゃみなどをおこなわせる反射中枢や、内耳神経に連絡し、平衡感覚と姿勢保持にかかわる反射中枢も延髄にあります。ちなみに反射とは、刺激に対し無意識的に、つまり大脳を経由せずに起こる反応のことです。

橋……ここからは小脳につながる神経が出ていて、小脳の一部とも考えられます。全身の筋肉運動をコントロールしますが、これまではあまり重視されてきませんでした。しかし最近はその重要性が見直され、非言語的なコミュニケーションや身体的学習に関係するという説が提出されています。

また橋には、青斑核と呼ばれるA6神経の神経核が存在します。A6神経は、脊髄から大脳皮質まで脳全体に広く網を張りめぐらした覚醒系の神経で、ノルアドレナリンを分泌して脳を覚醒し、その活動を活発にします。

中脳……瞳孔反射、眼球運動の調節のほか、無意識的な筋肉の緊張と弛緩をコントロールしていて、歩行や姿勢など協調的な骨格筋運動に関係しています。人の死亡時に医師は必ず瞳孔反射を調べますが、中脳の活動停止を確認するためです。

また中脳には、最強の快楽物質と言われるドーパミンを分泌する覚醒系の神経核がいくつも並んでいて、そこを出発点として辺縁系や新皮質へ入り込んでいます。とりわけ辺縁系を通って、〝精神の座〟とされる前頭葉へ伸び、「やる気」「意欲」「行動力」「創造性」など、人間的な活動力の源泉となると考えられているのがA10神経です。

間脳……大脳辺縁系に分類されることもある間脳は、視床と視床下部の二つに分けられます。〝視神経が通る床〟という意味の「視床」の役目は、感覚情報の中継。つまり全身から脳へ上向する感覚情報は、すべてここを通って辺縁系や新皮質、また下位の脳幹へ送られます。私たちが感じる暖かさや冷たさ、痛み、何かに触れた感触などは、いずれも視床を通過してきたものです。

間脳のもう一つの重要な器官は、視床の下に位置することからその名がついた「視床下部」です。ホメオスタシスの中枢が、ここに置かれています。自律神経と内分泌（ホルモン）という二大システムを駆使しながら、内部環境を最適な状態に保ち、さまざまな臓器の働きをコントロールしています。

◎視床下部の働き

ストレスを考えるうえで非常に重要な脳である視床下部について、もう少し詳しくみてみましょう。ハ虫類とも共通の最古層の脳（脳幹）と、ホ乳動物になって発達した新しい脳（大脳辺縁系）の中間にあり、ホメオスタシスの文字通り〝要《かなめ》〟となっている視床下部は、「自律神経の中枢」「内分泌の中枢」「本能の中枢」という、私たちの生存にとって極めて重大な三つの役割を担っています。

【図3・自律神経系の内蔵支配】

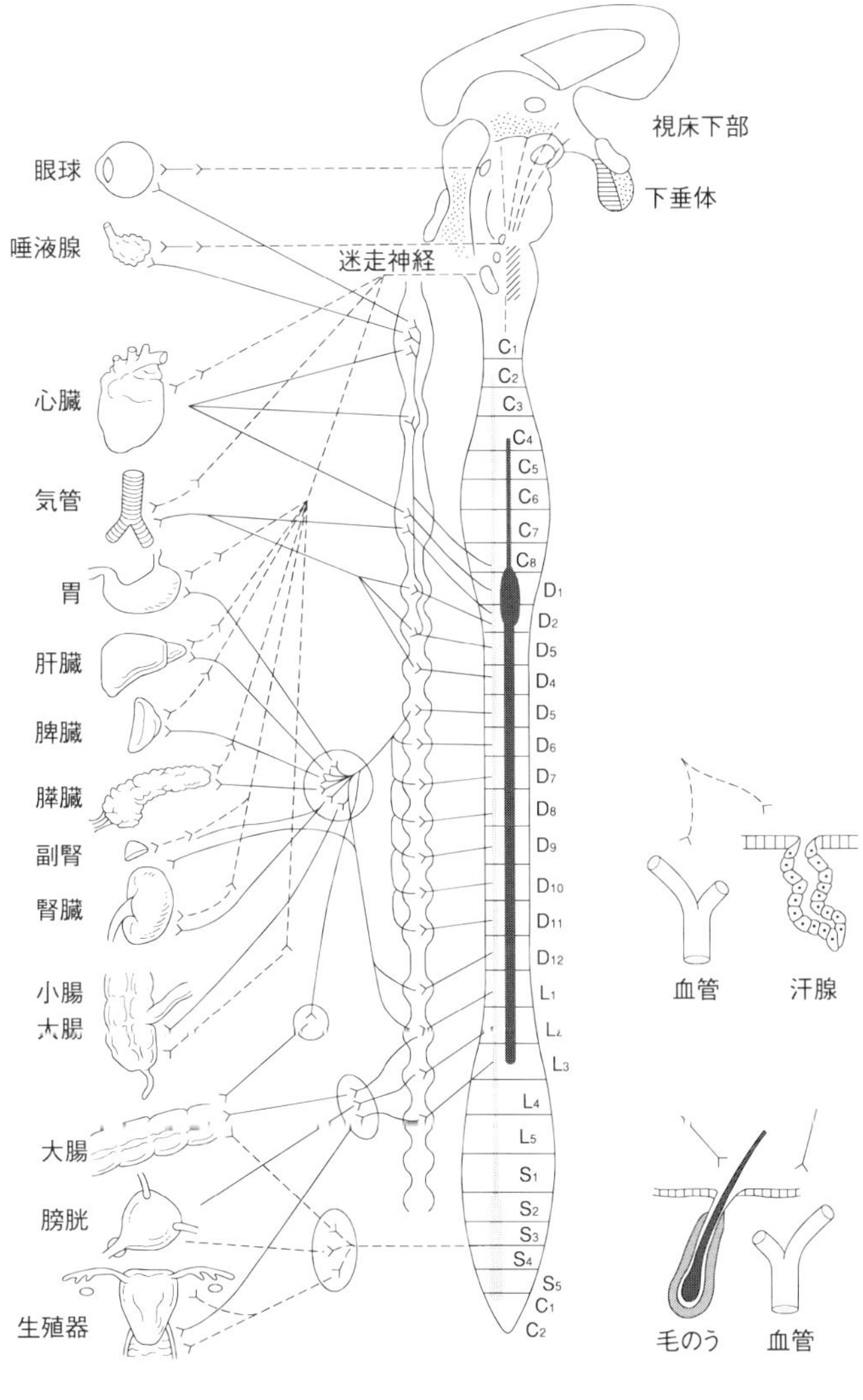

——は交感神経系、---は副交感神経系。
（時実利彦『脳の話』岩波書店をもとに作成）

自律神経系の中枢

前ページの図を見るとわかるように、全身にある臓器のほとんどは自律神経のコントロール下にあります。ご存じのように自律神経には体の活動性を高める交感神経と、休息を促す副交感神経の二つの情報回路があり、それによって微妙な調節をおこないながら、目下の状況に相応しい揺らぎをつくりだしています。そうした自律神経のトップに位置しているのが、わずか五グラムの視床下部です。

内分泌（ホルモン）系の中枢

自律神経の支配だけでも大変な役目ですが、この小さな器官には、さらにホルモンを使っておこなう身体の調節という重大な仕事があります。

自律神経系は神経細胞を情報伝達のルートとしていますが、内分泌系の場合は、血液中に放出されたホルモンが全身に運ばれ、対象となる臓器や組織に働きかけます。

具体的にいうと視床下部の先に、下垂体という小豆大の組織がぶらさがっていますが、視床下部の指示を最初に受けるのが下垂体です。下垂体から分泌されるホルモンは十数種類もあって、それらが体のあちこちで臓器に働きかける仕組みになっています。

本能の中枢

視床下部の仕事の第三は、本能中枢としての役目です。「種族保存」と「個体保存」のために、動物には性欲と

【図4・視床下部と脳下垂体ホルモンの作用】

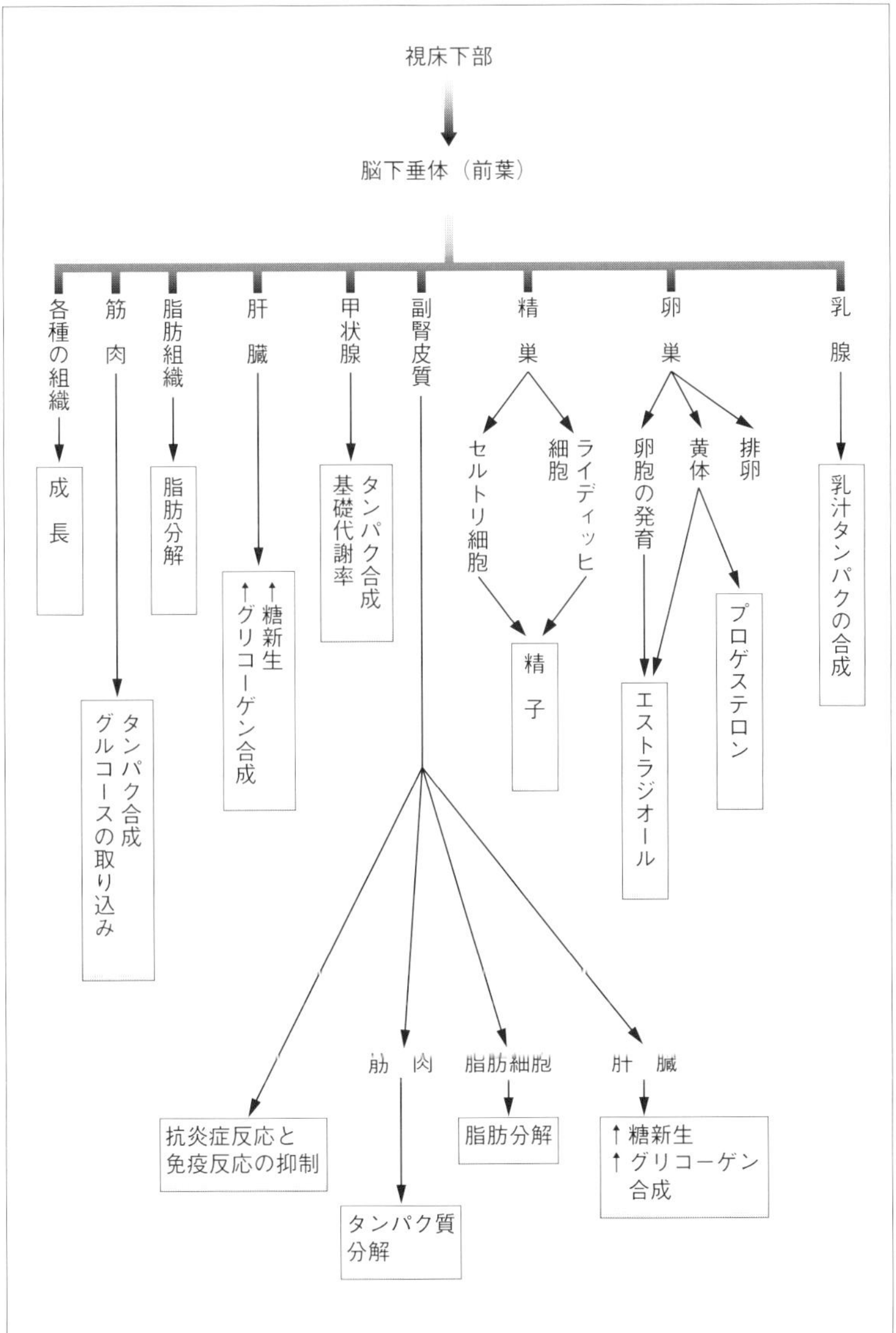

（Dawn B. Marks『医学薬学のためのコア生化学』丸善をもとに作成）

食欲という二つの本能がそなわっていますが、生のモチベーションとも言うべきこの本能の中枢が視床下部に宿っています。解剖学的にみると視床下部は前群、中群、後群という三つの神経グループに分かれ、性中枢は前群に、摂食中枢と満腹中枢は中群にあり、後群には体温調節の中枢が置かれています。

動物は性欲と食欲に突き動かされて行動を起こします。人間の場合は、そこに新皮質的な粉飾をさまざまに施していますが、根本的なモチベーションは同じです。本能に駆られて何かの行動を起こす。それに対するフィードバックが、刺激という形で戻ってきます。刺激をキャッチした視床下部は、ただちに全身に反応を指示します。反応の元型は、「闘うか逃げるか」の二者択一ですが、「戦闘」とか「逃走」というのも、すでに大脳的なエピソードに属しているのかもしれません。脳幹的に言えば、ホメオスターシスを黙々と駆動させ、その揺らぎのなかに刺激を解消しようとするだけです。

目や耳、鼻、舌、皮膚などの感覚を通して、人間は世界と触れ合うのだと私たちは思い込んでいます。しかしそれは大脳新皮質的が描きだした、表層的な世界です。むしろ人が本当に生きるのは、その下に隠されている黙々とした揺らぎではないでしょうか。視床下部すなわち脳幹を通して人は世界と出会い、文字通り世界を〝体験〟するのです。

〝刺激が誘発する非特異的で、多様かつ定型的な諸反応〟と、セリエはストレスを定義しました。なぜ非特異的で、多様で、かつ定型的な諸反応のか。これまでの説明で、その理由がだいぶ明らかになったと思います。

なぜ非特異的なのか――心理的精神的なものも含め、いかなる種類の体験も、生命維持の中枢である脳幹を刺激し、そこを通して〝体験化〟されるからです。

なぜ多様なのか——脳幹は生命を最適な状態に保つために多種多様な働きを持ち、さまざまなルートを通して全身をコントロールしているからです。
なぜ定型的なのか——刺激に対する反応は、脳幹とりわけ視床下部が有するシステムを通じて現れるからです。

そのとき体で起こること

あらゆる刺激は脳幹を直撃します。その刺激に対処するために、脳幹が直接間接的に利用しているのが、先に述べた自律神経系、内分泌(ホルモン)系、免疫系、脊髄 筋肉系という四つのシステムです。それらのシステムがどのように働くのか、そのアウトラインをたどってみましょう。

出発点となるのは視床下部です。刺激を受けた視床下部は、まず全身に張りめぐらされた交感神経を活発にします。交感神経が興奮すると、ノルアドレナリンという神経伝達物質が分泌されますが、これは心臓をはじめとする臓器の活動性を高めます。副腎髄質からは興奮物質のアドレナリンが血液中に放出され、血圧や血糖値を上昇させて高エネルギー化を加速します。副腎髄質のアドレナリンには免疫細胞を活性化する働きもあるので、免疫機能も一時的に亢進することになります。

一方、視床下部の指令を受けた下垂体は副腎皮質刺激ホルモンACTHを分泌し、このホルモンをキャッチした副腎皮質は、これまでたびたび名前が出てきたグルココルチコイドを分泌します。グルココルチコイドというホルモンには、体に戦闘態勢を取らせるための作用がいくつもあることはすでに述べました。

ただ、グルココルチコイドには免疫力を抑制してしまう作用があります。その理由は免疫機能が活発になると、細菌などに対する攻撃性が強まり、、それが炎症を広げ、結果として組織にダメージを与えてしまうからです。したがって免疫系はストレスの初期に高まり、次第に低下するという応答パターンを持つのです。

こうして脳幹は、私たちの体にストレスという「高エネルギー状態」をつくります。高エネルギー状態とは、言い換えれば、生命の危険に対する〝身構え〟です。当然、骨格筋も闘おうあるいは逃げようとして緊張します。もし本当に格闘したり、走ったりするなら運動神経が随意的に筋肉を支配し、その運動によって高エネルギーが消費することになります。しかし、私たちが直面する人生の諸問題は、筋肉の力では解決しない問題がほとんどです。にもかかわらず脳幹が反応し、筋肉は無意識的に緊張します。やがてその無意識的な筋緊張を、私たちは肩こりや頭痛、腰痛といった形で意識することになるでしょう。

身構えるということ。知らず知らず身構えてしまうということ。あらゆるディストレス（有害なストレス）は、刺激を生体の危機として捉え、それに対処しようとする脳幹の身構えです。それを大脳的に表現すれば、どうなるでしょうか。イヌにほえられたネコの生理を観察し続けたキャノンは、次のように述べています。

「このような反応の大部分は激しい怒りや恐れの感情にともなって起こる」

脳で起こること

ところで、ここまで見てきたのは主として脳幹より下位の部分に生じる変化です。脳幹より上の部分では、どんなことが起こるのでしょうか。

無意識的な身構えは当然、人の心、精神活動にも影響をおよぼします。たとえば、久留米大学医学部の田中正敏教授は、ネズミに拘束ストレスを加えたときに脳で起こる物質的な変化を調べています。実験によると脳幹の視床、視床下部、橋、延髄、さらに大脳辺縁系の海馬や扁桃核で、使用されるノルアドレナリンの量が明らかに増加しました。海馬は記憶を貯蔵する場所で、扁桃核には好き嫌い、快不快を判別する働きがあります。

「大脳皮質や海馬では、ストレスに対してなんとかしようとする対処行動や、ストレスのことを覚えたり、前のことを思い出したりといった記憶と関連しているのではないか」

と田中教授は推測しています。

ネズミの場合は大脳新皮質が未発達なため、脳幹と辺縁系で変化が観察されましたが、人間であれば、おそらく新皮質でも同じような変化が見られたと考えられます。

ストレスは脳内の神経伝達物質のバランスを変えることで、脳の働きに歪みを与えるのです。

主な脳内物質を挙げてみると――

ドーパミン～興奮系。最強の覚醒物質であり、快楽物質であるドーパミンは、努力や忍耐に対する報酬としての役割を持つ。精神分裂症はドーパミンの過剰、パーキンソン病は不足によって起こると考えられている。

ノルアドレナリン～興奮系。意欲や感情に対して、刺激的に働く。働きが強すぎると不安神経症や睡眠障害が起こる。とりわけ脳幹の橋にあって、ノルアドレナリン分泌の神経核である青斑核は、不安や恐怖の源と考えられている。

セロトニン〜抑制系。中脳と延髄のあいだにある縫線核という神経核から、上位の脳幹さらに大脳皮質へとつながる。この物質の働きを促進する薬は、抗不安剤、抗うつ剤として用いられる。睡眠などの体内リズムを調整するメラトニンは、大脳辺縁系の松果体でセロトニンからつくられたもの。

ギャバ（γ―アミノ酸）〜抑制系。不安と恐怖を取り除き、催眠や鎮静の効果をもたらす。大脳皮質や小脳、海馬、脳幹などに広く存在し、とりわけ新皮質から辺縁系の情動を抑え込むように分布する。

この他にも脳内麻薬と言われるエンドルフィン、扁桃核や海馬に働くグルタミン酸、不足するとアルツハイマーが起こるとされるアセチルコリンなど、さまざまな物質が複雑に干渉し合いながら、脳の揺らぎ、心の揺らぎをつくりだしています。

つまり脳、心にもホメオスターシスが働いているということです。ですから私たちの心は絶えず変化します。恋人と別れ、死を思うほど絶望している人も、いつかは心の傷が癒えて新しい恋をすることもできるでしょう。「時間が解決してくれる」という言葉は、ホメオスターシスの復元力に対する人間の信頼を物語っています。

しかし身体の場合と同様、ストレスがそうした脳の揺らぎ・心の揺れを、止めたり、極端に激しくしたり、ゆがめてしまいます。鬱病や神経症などはその典型です。ストレスが長く続くと外向的な性格の人は、心身症的な体の不調が現れやすく、内向的な傾向が強い人には神経症など、心の不調が出やすいと言われています。

鬱病や神経症は、いわば氷山の一角です。その下には病気ではないけれど、脳の機能的な歪みによって思考力や判断力、集中力が衰えたり、やる気や意欲、積極性が損なわれるといった、ゆるやかなストレス障害の裾野が大きく広がっています。「病」が、主体的な自己決定性の喪失であるとすれば、それらも「病」と呼ぶべきでしょう。自己決定性の喪失——つまり自己実現を邪魔する形で、ストレスは現れてくるのです。

「自己実現法」としてのリラクセーション

妻を失った男性の免疫力は低下する。さまざまな疫学的調査がこの事実を証明しています。オーストラリアのバートロップ博士らは、配偶者をなくした男性の血液を、妻の死後二週間目と六週間目に採取し、白血球の反応を調べました。それによると二週間目にはなかった反応レベルの低下が、六週間後の血液にははっきりと現れました。このことから配偶者の死という悲しみの体験は大きなストレスになること、そのストレスも長期間続くほど危険性を増すことがわかりました。

同様の報告がいくつか発表されています。しかしそれらの調査で、対象になっているのはなぜか男性ばかりです。夫のほうが死亡したケースについての報告を聞かないのは、女性を対象にした調査がおこなわれなかったからではないでしょう。女性の場合は、免疫力の有意な低下が確認されなかったからに違いありません。

これは配偶者をなくした女性の悲しみは長く続かないからでしょうか。私たちのまわりを見ても、奥さんを亡くすと男性は急に老け込んでしまうように見えるのに対し、ご主人に先立たれた女性のほうは、かえって潑剌としてくるようです。

配偶者の死のように、ストレスを引き起こす原因となったできごとを「ストレッサー」と呼びます。ワシントン大学のホームズとレイは、生活の中で人々が体験するストレッサーを項目に挙げて、そのストレス度を表にしています。

しかし実際のストレス度は、表のように単純ではありません。ホームズらが最高点をつけた配偶者の死さえ、それが引き起こすストレスの強度、持続の期間は、人によって大きく違うのです。そこで最近は、ストレッサーの受け止め方（認知）とか、その人の対処能力によってストレスの強度は違ってくると考える、アメリカの心理学者ラザラスや、イギリスのコックスらのストレス概念が主流になってきました。

たとえば、対処能力を考えてみましょう。配偶者を亡くしたケースでは、仕事がらみの人間関係だけになりやすい男性は、悲しみを分かち合う相手が少ないことが考えられます。心のうちを聞いてくれる人がいない。これは対処能力の欠如を意味します。

また受け止め方も男性の場合、生活面で依存していた妻の死は喪失感が大きく、打撃から立ち直ることは容易ではないでしょう。一方、女性のほうは、自分に依存する夫という枷がなくなり、「自由になった」と受け止めるかもしれません。女性の立ち直りが早く、むしろ以前より溌剌としてさえ見える理由はそのあたりにありそうです。

ストレッサーは、機械的にストレスを引き起こすのではありません。問題となるできごとをどう受け止めるか、どう対処するかによって、心や体におよぼすストレスの影響は大きくもなり、小さくもなる。つまり、ストレスはコントロールできるのです。

ストレスコントロールの方法を、「リラクセーション」と呼びましょう。リラクセーションというと、世間ではのんびりすること、気晴らしすることと間違って受け取られがちです。けれど生理学や予防医学の分野でも、「ス

【表２・ホームズとレイのストレス度表】

生活上の出来事	ストレス度	生活上の出来事	ストレス度
配偶者の死亡	100	子供が家を離れる	29
離婚	73	親戚とのトラブル	29
別居	65	特別な業績	28
留置所拘留	63	妻が仕事を始める、あるいは中止する	26
親密な家族の死亡	63	学校が始まる	26
自分の病気あるいは傷害	53	生活状況の変化	25
結婚	50	習慣を改める	24
失業	47	上司とのトラブル	23
夫婦の和解	45	仕事上の条件が変わる	20
退職	45	住居が変わること	20
家族の一員が健康を害する	44	学校が変わること	20
妊娠	40	レクリエーションの変化	19
性の問題	39	教会活動の変化	19
家族に新しいメンバーが加わる	39	社会活動の変化	18
新しい仕事への再適応	39	１万ドル以下の抵当か借金	17
経済状態の変化	38	睡眠習慣の変化	16
親友の死亡	37	家族が団らんする回数の変化	15
異なった仕事への配置換え	36	食習慣の変化	15
配偶者との論争の回数の変化	35	休暇	13
１万ドル以上の抵当か借金	31	クリスマス	12
担保物件の受戻し権喪失	30	ちょっとした違反行為	11
仕事上の責任変化	29		

（Holmes,T.H.& Rahe,R.H.：The social readjustment rating scale. J.Psycbosom.Res.11,1967をもとに作成

トレス」と「リラクセーション」は対になって用いられているので、この言葉を使わないわけにいきません。

そこで、バランスセラピーでも「リラクセーション」という言葉を使います。ただし誤解を避けるために、一つだけ注釈を付けておきます。バランスセラピー学でこの言葉を用いるときは、そこに「自己実現法」という意味が加わります。

第4章◎ストレスをより深く理解する

BALANCE THERAPY

ストレスがたまっていませんか

ストレスがたまる。そんな言い方をよくします。しかしそこで言われるストレスの〝たまり具合〟は主観的なもので、必ずしも実態を反映したものではありません。神経症型の人は過大に感じがちですし、タイプＡと呼ばれるような行動型の人は、かなり危機的な状態に至っても自覚できないケースが多いようです。

自分の心身でありながら、そこに生じた歪《ひず》みを正確に把握することが、自分ではなかなかできません。ストレスを客観的に見ることは難しいからです。忙しさとか人間関係のトラブル、仕事の失敗といったストレス源、ストレッサーなら、客観的に把握できます。しかし血圧や血糖値の変動を通常は意識できないように、ストレッサーが心や体にもたらす歪みを認識することは困難です。それは私たちが、高血圧や高血糖と同じように〝ストレスを生きて〟しまうためです。

私たちはストレッサーとストレスをしばしば混同します。長年の労苦が実ってようやく念願の事業のメドが立ち、祝賀パーティーをおこなったその日に突然、ひどい鬱病に襲われた人を知っています。困難な仕事を成功させた達成感が、今までのストレスを吹き飛ばしてくれたと本人は思っていたようです。しかしストレッサーがなくなったから、ストレスも解消するかというとそうではありません。限度いっぱいに空気を入れた風船は、じきにゴム組織が疲労してきますが、その疲労は空気が抜けてももとに戻りません。

ところが、ストレッサーをストレスと混同しているので、ストレッサーがなくなるとストレスまで解消したと

【ストレスチェック表】

チェック項目	チェック	チェック項目	チェック
朝起きると体がだるい		ケガが多い	
食事中によく舌をかむ		事故を起こしたり巻き込まれる	
体を動かすとポキポキ音がする		偏食がある	
椅子に浅く座る		靴の片減りがある	
電車に乗るとすぐ座りたい		気力が失せてきた	
横座りの方が楽		ワクワクしない	
手枕でテレビを見る		理解できても行動できない	
前屈で指が床につかない		人間関係がうまくいかない	
貧乏ゆすりをする		中途で挫折することが多い	
寝つきがよくない		同じ失敗を繰り返す	
夜中に目が覚めることが多い		計画がうまく運ばない	
ボーっとしていることが多い		イライラおこりっぽい	
頭痛が時々ある		許すことができない	
鼻がつまりやすく唾が飲みにくい		自分を無能と感じる	
肩こりがひどい		他人の目が気になる	
腰痛が回復しない		過ぎたことをクヨクヨする	
背中に痛みがある		うつ状態	
膝に痛みがある		自責が強い	
目の疲労		状況が絶望的と考える	
便秘がある		予測しすぎて結果をわずらう	
内臓の働きが悪い		自覚・幻聴の体験がある	
太りすぎている		不登校・出社拒否	
体にしまりがない		深刻な病気（成人病等）	

私たちは誤解してしまうのです。血圧測定のように自分のストレスの程度を測ることができれば、その人も鬱病のために自分の会社にも行けなくなる前に、何かの対策を立てることができたかもしれません。

血圧測定や尿糖検査のように、客観的にストレスを調べる方法はあるのでしょうか。

たとえば、「ホームズとレイのストレス度」を紹介しました(97ページ参照)。そこでは配偶者の死を一〇〇点とし、さまざまな生活体験のストレス度が示されています。ホームズらの報告によると、一年間の合計点数が三〇〇点を突破した人のうち、七九パーセントは翌年に何らかの身体疾患を訴えたそうです。二〇〇点～二九九点では、それが五一パーセントに減り、一五〇～一九九点で病気になった人は三九パーセントでした。

ストレスの蓄積が大きいほど病気になりやすいことははっきりしています。しかしホームズらが示したのはあくまで平均値です。実際は人によって、こうむるストレスの大きさが違ってきます。その人にいまどれだけのストレスがたまっているか。それを客観的に評価することは不可能だと、これまでは思われてきました。

前ページにあるチェックリストは、生活や行動に現れる兆候からストレスの大きさを推測するものです。「椅子に浅く座る」とか「貧乏ゆすりをする」といった日常的な目安から、不登校や出社拒否、深刻な病気まで、ストレスと結びつきやすい項目が挙げてあります。思い当たる項目が多いほど、体や心の歪みも大きいであろうと推測できます。

心理テストでチェックする

簡単な心理テストです。このテストの解説は次にありますが、実際にテストを終えてから読むようにしてください。

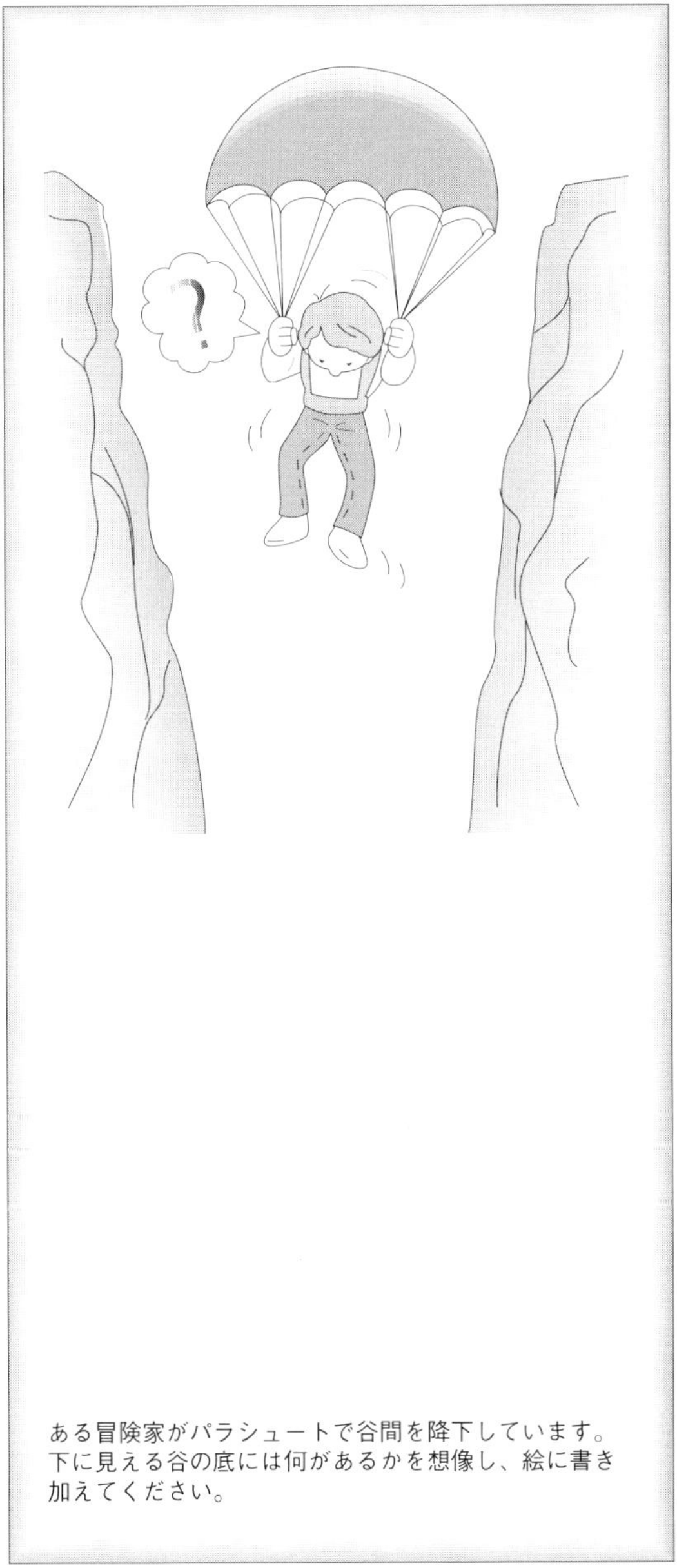

ある冒険家がパラシュートで谷間を降下しています。
下に見える谷の底には何があるかを想像し、絵に書き加えてください。

パラシュートの下に見えるのは、私たちの無意識がイメージする自分の未来です。

・川のイメージ……将来が流動的で定まっていない。自分の未来を信じるより、他人まかせ、運まかせのところがある。

・何もない平坦な土地のイメージ……可もなく不可もない将来。大きな野心や夢を持たない現実主義者だが、自分を高める努力は忘れていない。

・花のイメージ……花は自分の将来を明るくしたいという願望の現れ。未来に対しては楽観的だが、たくさんの花が描いてあると小さなことでくよくよしやすい。

・ゴツゴツした岩……尖った岩は未来に対する不安や心配を現す。何か大きなストレスを抱えている可能性が高い。

・谷底に下りる前にある枝や岩など障害物のイメージ……自分では解決できない大きな問題を抱えている。それを解決しなければ未来は開けないと無意識は思っている。

・木や森のイメージ……今の生活に強い緊張があり、早く休息したいと願っている。とくに精神的な疲労が大きい。

現在のストレスが大きくなるほど、未来に対して希望的な、明るいイメージを描けなくなる傾向があります。少年院の入院者にやってもらうと、自分の分身であるパラシュートの冒険家を傷つけようとするかのように、ナイフのように尖った岩や木、あるいは口を開けたヘビやワニをかき込んだ絵が驚くほど多いのです。

体のバランスでチェックする

この種の心理テストでも、人間の心理的な傾向はある程度わかります。そうした心理的傾向も、私たちが抱えるストレスの大きさとおそらく無関係ではないでしょう。しかし、それ以上の意味はありません。テストが遊び半分の簡単なものだったから意味がないのではなく、〝物〟ではない心は、もともと客観的な評価には向かないのです。

そこで、〝物〟である体を使ってストレス度を調べてみることにします。

◎目を閉じて足踏みをする

一番簡単なのは、私たちが「足踏み実験」と呼んでいるものです。

直立して目を閉じ、その場で大きく手足を動かしながら、五十歩足踏みしてください。その際は畳のように、足裏の感触で方向を確認できる場所は避けます。五十歩足踏みをしたら目を開き、その状態で体の向きをチェックしてください。

ほとんどの人は、左あるいは右へ回転し、最初に立った向きとは違っているはずです。なかには一八〇度も回転し、まったく反対を向いてしまう人もいます。その回転の大きい人ほど、ストレスの蓄積も大きいと考えることができます。

◎二台の体重計の上に立つ

ヘルスメータが二台ある場合は、並べて置いたメーターに片足ずつ乗せて真っ直ぐ立ちます。重さが等分されるので体重六〇キロの人なら、メーターの目盛りは両方とも三〇を指すはずです。ところが、きれいに二等分される人はほとんどいません。足底加重差と呼んでいますが、ほとんどの人は左右どちらかが重くなります。ひどい人になると一〇キロもの開きがあり、そうした人は関節痛や腰痛などが出やすくなっています。

足底加重差が大きくなるのは明らかに姿勢が悪いからです。真っ直ぐ立とうとしても、体を真っ直ぐに伸ばせないと言ってもいいでしょう。左右の筋肉がアンバランスに緊張しているために、無意識のうちに体が傾いてしまうのです。足底加重差が大きいほどストレスがたまっていると推測できます。

なおメーターの目盛りを見る際に体を動かすと目盛りが揺れてしまうので、この実験をするときは誰かに読んでもらうといいでしょう。

◎写真で確かめる

記念写真の撮影などでカメラマンに、「顔を真っ直ぐにしてください」と直される人がよくいます。本人は真っ直ぐにしているつもりでも、筋肉の緊張度が左右アンバランスになっているために、知らず知らず傾いてしまうのです。筋肉のアンバランスは、ストレスがたまるほど大きくなります。

講演などでこの話をよくするのですが、私の話を聞いて、中学の卒業写真を引っ張りだして調べてみたら、クラスのいじめられっ子と、いじめの中心だった子の二人の首が、大きく傾いていたと知らせてくれた人がいました。二人だけというのは、おそらく偶然でしょう。しかしいじめにあう子のストレスと、いじめに走る子どもが、心の中に抱えているに違いないストレスの大きさを考えれば、単なる偶然とは思えません。

ストレスの大きさを客観的に測定することは、これまで不可能と思われてきました。ここで紹介した三つのチェック法は、測定とは言えませんが、心理テストなどとは違う客観性を持っています。というのもこのチェックでは、捉えにくい心ではなく、ストレス時に生じる筋肉の緊張という、具体的な〝物〟を対象にしているからです。「目を閉じて足踏みするときの体の回転」「足底加重の左右差」「首の傾き」……いずれも無意識的な緊張によって、左右の筋肉がアンバランスになったときに現れるものです。

この章では、ストレスと筋肉の問題をとりあげます。そのテーマをたどるうちに、私たちはストレスの別の一面を知ることになるでしょう。

「少年院入院者におけるリラクセーション効果」

凶悪な少年事件が目立つようになって、未成年の犯罪に対する罰則を強化せよという声が強まっています。他方、少年の場合は懲罰より更生を目的にすべきだとする意見も強く、妥協点を見いだすのが難しいようです。しかしどちらの意見にも共通するのは、その大脳的な人間観です。漫画チックな言い方ですが、前者は大脳辺縁系を罰すべしと主張し、後者は大脳新皮質の学習に期待しようと言っています。

いずれが正しいか、どちらが効果的かについては、いろいろな考え方があるでしょう。しかしここではもう一つの脳、すなわち脳幹的なレベルから少年犯罪を考えることで、新しい視点を提供してみたいと思います。なぜかというと犯罪、とりわけ子どもの犯罪に関しては、その背後に大きなストレスがあることを無視できないからです。

動物は本能的に「安全で快適な生存条件」を求めますが、犯罪がもたらすのは、明らかにそうした生存条件からの排斥です。本能に反してまで敢えてそれを犯すのですから、正常な思考力や判断力をゆがめてしまうストレスが、必ずどこかでかかわっていると判断できます。ストレスとストレッサーの因果関係を充分に把握できず、ストレス処理の技術も持たない子どもたちは、ストレスの脅威に無防備にさらされていると言えます。

少年非行とストレスの関係を調べた研究は、あまり多くありません。ここでは東京大学大学院医学系研究科の熊野宏昭博士の指導で、東北大学とＢＴＵが共同で実施し、日本心身医学会において発表された研究（注※）を紹介してみます。

（注※）「少年院入院者における、ホメオストレッチによるリラクセーション効果」／中谷直樹（東北大学大学院医学系研究科人間行動学）。なお、以下についての文責はすべて美野田にあります。

◎実施の方法及び内容

実験は、少年院入院者一六名を無作為に抽出し、リラクセーション群（Ｒ群）八名と、コントロール群（Ｃ群）

八名に分けておこなわれました。R群には一カ月間、週一回ずつ約二〇分のホメオストレッチを実施し、一回目のストレッチをおこなう前と、四回目のホメオストレッチをおこなう前、左右の筋肉バランスの状態を調べて比較しています。

この実施については、いくつかの説明が必要でしょう。

まず「ホメオストレッチ」ですが、これは後で詳しく説明しますが、筋肉応用覚醒伸展法という脱ストレス法です。具体的に言うと、①四肢周辺の筋肉を他動的にストレッチさせることと、②身体後面の筋肉に法則的な圧を加えることにより、筋肉の左右バランスを回復させることを目的としています。

そのリラクセーション効果を調べるため、これも後で説明しますが、「アローバランスグラフ」が用いられました。左右の筋バランスを全身にある九つのポイントで測定し、それをビジュアル的に表示したのがアローバランスグラフです。この実験ではポイントの一つである脚長差(AP)、つまりうつ伏せ状態で測定した左脚と右脚の長さの差を、リラクセーション効果を調べるデータとして使っています。ストレス状態で生じる筋肉の歪みが、そこに最もわかりやすい形で現れるからです。

最初に次ページの表を見てください。これは実施に先立って、少年院入院者と一般の少年を比較したものです。一番上に「アローバランスグラフAP」とあるのが脚長差です。少年院入院者のほうが明らかに脚長差が大きいこと、言い換えれば左右の筋バランスが著しく崩れ、筋肉の歪みが大きくなっているという事実を、ここで確認することができます。

その下にあるのは、その際に用いられた五つの心理テストです。実験の前と後にこれらの心理テストを実施し、

【表3・少年院対象者と一般の少年の比較】

		少年院対象者 平均値（標準偏差）	一般の少年 平均値（標準偏差）
アローバランスグラフ（mm）	AP	10.00 (3.35)	5.17 (2.50)
TEG2 （東大式エゴグラム第2版）	すべし傾向	10.00 (3.50)	8.40 (3.99)
	面倒見の良さ	12.19 (3.56)	13.75 (3.62)
	現実検討	9.69 (3.24)	12.66 (4.13)
	自己主張性	10.94 (3.61)	12.10 (4.01)
	社会的同調性	11.19 (4.37)	9.29 (4.35)
EPQ （アイゼンクのパーソナリティ質問表）	外向性	18.31 (3.36)	16.51 (3.91)
	神経症性	19.19 (3.01)	15.45 (2.74)
	非協調性	12.19 (2.59)	13.30 (2.01)
	虚偽性	12.13 (3.16)	14.55 (1.86)
PSRS （心理的ストレス反応尺度）	抑うつ	7.81 (6.21)	4.52 (5.52)
	不安	7.75 (5.58)	4.30 (3.99)
	不機嫌	7.13 (4.05)	3.55 (2.85)
	怒り	5.56 (4.23)	2.21 (2.57)
NAS-J（ノッテインゲン適応尺度）	自己効力感	11.44 (3.10)	14.67 (3.89)
PFスタディー （絵画フラストレーションスタディー）	社会適応性	37.6 (18.1)	58.2 (12.3)
	他責的反応	42.0 (19.7)	40.3 (13.1)
	自責的反応	27.9 (14.7)	27.0 (7.9)
	無責的反応	30.0 (9.9)	33.1 (9.7)
	障害優位型	20.0 (9.7)	24.8 (9.6)
	自我防衛型	54.9 (8.8)	51.3 (10.0)
	要求固執型	25.1 (14.5)	23.1 (11.1)

ホメオストレッチ——筋肉からおこなう脱ストレス法が、心理的傾向にどのような変化をもたらしたか、あるいはもたらさなかったかを調べます。

実施の結果として、次のような事実が報告されました。

ホメオストレッチをおこなったR群と、ホメオストレッチをおこなわなかったC群を比較すると、二グループには次の四点で明らかな違いがありました。

◉「アローバランスグラフ」の脚長差。

ホメオストレッチをおこなわなかったC群では、一カ月前と一カ月後の脚長差に有意な変化は見られず、ホメオストレッチをおこなったR群では有意に低下していました。この結果から、四回のホメオストレッチによって筋肉の歪みが小さくなったと考えることができます。

また、ホメオストレッチをおこなう前と後の心理テストの比較では、ホメオストレッチをおこなわなかったC群は、いずれの項目にも有意な変化がなかったの対し、ホメオストレッチをおこなったR群の場合は、「外向性」「社会適応性」「無責的反応（妥協性）」の三点で有意な改善が見られました。〝改善〟という言葉を仮に使っていますが、これは一般の適切な数値に近づいたということです。

●**「外向性傾向」の低下**。一般の健常者に比べ、外に向く傾向の強かった少年院入院者の心のあり方が、ホメオストレッチをおこなうことで、自分の内側にも向くようになったことが示されました。

●**「社会適応性」の上昇**。非行によって少年院に入った少年たちは、社会適応性が低いだろうと想像できます。実際、一般の健常者との比較でも、そのことがはっきり現れています。ホメオストレッチで筋バランスを回復することによって、少なくとも心理テストにおいては社会適応性の上昇が観察されました。

●**「無責的反応」の上昇**。無責的反応とは、「フラストレーションの原因は誰にもなく、これは不可避の事だ」と考える反応です。妥協性と言い換えることもできますが、誰かを責めることなく、事態を受け入れる能力であると言ってもいいでしょう。筋バランスが改善するとともに、この能力が高まることが示されています。

筋肉の歪み

少年院の子どもたちは通常よりも筋肉の歪みが大きいという、この事実に驚く人がおそらく多いだろうと思います。非行のような反社会的行動は、心との関係で考察されることはあっても、身体や筋肉との関係が取りあげられることはありませんでした。

非行と筋肉の歪み――歪みの正体は、むろん筋肉の無意識的な緊張であり、それはストレス反応の一つとして生じるものです。

かつて、あるボディービル指導者が、「筋肉がつくとだんだん短気になる」と話してくれたことがあります。たくましく発達した筋肉はそれを使ってみたい誘惑に、人を駆り立てるのかもしれません。しかしここで言う筋肉は、スポーツ的なたくましさとは無関係です。筋繊維の太さとか硬さではなく、ストレスによって生じる緊張が問題なのです。

ストレスの原型は、動物が敵と遭遇したときの身構えでした。一瞬のショックがあったあと、闘うにしても逃げるにしても全身の筋肉がたちまち緊張します。

私たち人間の場合も基本は同じです。生存のための脳である脳幹は、エピソード的なものを識別できないので非特異的に反応し、それが人生上の困難や精神的な刺激であっても、敵と出会ったのと同じように筋肉が反応します。

悩みや心配事があると肩がこったり、腰痛が出やすくなるのはそのためです。ファイティングポーズを思い浮かべるとよくわかりますが、闘う姿勢になると自然と肩に力が入ります。逃げの態勢では、すぐ踵を返せるように腰が引けます。肩や腰の筋肉にいつも無意識的な緊張があると、肩こりとか腰痛が起きてくるのです。

人の体には自律神経系、内分泌系、免疫系、筋肉―脊髄系という、四つの大きな揺らぎのシステムがありました。筋肉系の揺らぎは緊張と弛緩です。しかし限度を超えて大きなストレッサーに出会ったり、ストレスが長期間続くようだと、その揺らぎがだんだん壊れてきます。睡眠中も含め、無意識のうちに緊張と弛緩をコントロールしている筋肉のホメオスターシスが衰えてしまう結果、本来は左右同じでなければならない筋肉の緊張度がアンバランスになり、それが脚長差となって現れるのです。

先の「少年院対象者」と一般の少年の脚長差を比較したデータは、少年院入院者のほうが、一般の子どもよりたくさんのストレスをためこんでいることを教えています。それが環境によるものなのか、あるいは性格的なものなのかは別として、彼らが大きなストレスを生きることを余儀なくされてきたのは事実でしょう。同じ表の心理テストの各項目を見ても、ストレスをためやすい心理傾向がうかがえます。

少年院での実施が示しているのは、身体的なアプローチによって、そうした心理傾向を弱め重荷を減らしてやることが可能かもしれないということです。その方法が筋バランスの回復です。大脳だけを見てきた従来の人間観では考えられないことですが、体から心を見ることで、そこに新しい展望が開けてくるように思います。

真っ直ぐに歩くということ

先に簡単にできるストレスチェックとして、三つの方法を紹介しました。
・目を閉じておこなう足踏み実験
・二台の体重計を用いた足底加重の計測

・写真で確認する首や肩の傾き

すでに説明の必要はないと思いますが、これらの方法によって確かめるのは左右の筋バランスの状態です。随意筋である骨格筋は、意識的な運動神経が一〇〇パーセント支配していると考えられがちですが、実際はそうではありません。たとえば、私たちの筋肉は睡眠時でも完全に弛緩してしまうことはありません。また、死体のように硬直することもありません。これは中脳を中心とした脳幹の働きにより、自分では意識しなくても一定の状態が保たれているからです。その仕組みの一つが橋と延髄の中間に位置する硬直中枢で、その核の下を切断すると筋肉はダラリとなり、完全に弛緩してしまいます。また、中脳の上部には筋肉の硬直を抑制する中枢があり、その下で神経をカットすると硬直が全身に起こります。

このような仕組みによって、無意識のうちに筋肉は一定の弾力を維持しています。ところがストレスによる緊張があると、その緊張のぶんだけ筋肉が余分に収縮するので、脚や腕の長さがわずかですが短くなります。ホメオスターシスが健全なときと違い、バランスが崩れているのでストレス時には左右の緊張度が違います（注※）。このアンバランスが脚長差や姿勢の悪さとなって現れるので体の重心がずれ、足踏みするうちに体が回転したり、左右の体重計の数字が違ってくるのです。

子どもの頃、目を閉じて歩く遊びを誰でも経験したと思います。真っ直ぐに歩こうと思うけれど、なかなかできない。いつの間にか左や右に曲がってしまい、溝に落ちたり電柱にぶつかったことがあるという人もいるはずです。これも原理は同じで、ストレスによる脚長差のために、体の重心が左あるいは右にずれているからです。

これを私たちの人生と重ね合わせてみると、「思いどおりに生きられない」という意味がよくわかるのではないでしょうか。真っ直ぐ歩きたくても歩けない。非行に走る子どもたちだけではありません。私たちも自分の願いや理想を持ちながら、そこに向かって真っ直ぐに歩いていくことが容易にはできないでいます。

（注※）筋肉の左右バランスの崩れとストレスの関係は、先の表にある「少年院対象者」と「一般の少年」の脚長差の比較でも推測できます。やはり東京大学の熊野博士の指導でおこなわれたパーソナリティに関する実験では、筋肉の左右差と、ストレスをためやすい心理的傾向のあいだには相関関係のあることが明らかになっています。ちなみにその実験によると、筋バランスが崩れると現実検討が弱まり、自己主張が乏しくなって社会的同調性が増す一方で、不機嫌や怒りなどの感情が出やすくなることもわかりました。（「筋肉の硬さ及び筋肉の左右のバランスとパーソナリティー及び心理テスト反応との関連性の検討」／中谷直樹（東北大学大学院医学系研究科人間行動学））

過去を記憶する筋肉

【ケース5】

五十二歳の女性。乳癌の手術後、ストレスケアを学びたいとケアセンターを訪れる。ホメオストレッチを体験するが、その三回目、本人の言葉によると、「涙が流れて止まらない」状態になる。あとで彼女が語ったところによると、ストレッチを受けているうちに子ども時代のことや死んだ母親のこと、二〇代でレイプにあったことなどを思い出し、あとからあとから涙がこぼれてきたという。

筋バランスを調節するホメオストレッチは深いリラクセーションをもたらします。その脱力のなかでストレスの原因となったできごとを思い出したり、過去の感情が蘇ってくるのを体験する人がいます。ときにはこの例のように涙を流すケースもあります。そんな場面に出会うと、筋肉の歪みとして閉じ込められていたストレス――悲しい記憶やつらい過去が、リラクセーションによって解き放たれ、表面に浮かび出てきて、涙と一緒に消えていくように見えるのです。

筋肉は過去を記憶します。単なる骨格の支えでもないし、運動の道具でもない。ある種の記憶装置としての一面を持っています。

わかりやすい例として私がよく挙げるのは、大事なお客さんにお茶を出そうとした新入社員が、茶碗をひっくり返してしまう話です。彼あるいは彼女が次にお茶を出すときは、再びこぼす可能性が前より高まります。なぜかというと、「今度は注意しよう」という意識が働き、「こぼすまい」という気持ちが強くなるほど彼女の緊張が高まり、手が震えたり、自由な動きが失われてしまう。つまり、こぼしやすくなるのです。

ところが、「注意しよう」「こぼすまい」と意識しなくても、同様のことが起こります。本人は昔の失敗を忘れていても、筋肉は過去に体験した緊張をおぼえているのです。ストレスという形の記憶が残っていて、同じような状況に出会うと腕や手の筋肉が自然と反応し、震えたりこわばったりします。

優秀な外科医が一度手術で失敗してからは、メスを握ると手が震えだし、手術ができなくなったという話がテレビドラマのなかにありました。簡単な手術すらできない。「失敗するはずがない」と頭では考えても、筋肉のほうは過去に体験した強烈なストレスを思い出してしまう。本人の意志を裏切って、手が震えることになります。

このような体の反応を「身体的対象反応」と言います。

一九九五年一月一七日未明、マグニチュード七・二を記録する大地震が阪神地方を襲いました。地震の被災者のなかには、そのときのショックで心に生じた傷が、いまだに癒されない人もたくさんいます。心的外傷後ストレス障害（ＰＴＳＤ）と呼ばれますが、それも基本的には、茶碗をひっくり返した新入社員のストレスと同じです。ただとてつもなく大きな衝撃が、不意に襲ってきたために比較できないほど深い傷が残りました。

ＰＴＳＤは、ストレッサーとなったできごとの直後よりも、三～五カ月ほど経過してから始まることが多いようです。仮にＡ氏としておきますが、Ａ氏は大阪で被災し、その後に福岡へ移ってきた人です。やはり三カ月ほどすぎたころから、大きな物音がすると全身が硬直し、激しい動悸をおぼえるようになりました。家の前の道路をトラックが走る振動にさえ、いたたまれないほどの不安や恐怖をおぼえます。その不安や恐怖の大きさをあらわすように、測定したＡ氏の筋肉は著しく歪んでいました。

ＰＴＳＤの症状としては、フラッシュバック、悪夢、不眠、集中力や意欲の低下、抑鬱、イライラ、焦燥感、あるいは頭痛や動悸、めまいのような自律神経失調的な不定愁訴が知られています。

この病気が人々の関心を集めるようになったのは一九七〇年代です。ベトナム戦争で悲惨な極限状態を体験した兵士たちが、アメリカに帰還後、精神的後遺症に苦しめられるようになったのが最初でした。〝心的外傷〟が原因ですから、明らかに心の病気です。しかし過去の〝心的外傷〟を記憶しているのは必ずしも心（大脳）ではありません。

心の傷が刻まれているのは、むしろ筋肉をはじめとする身体ではないか。人の過去は、ストレスという形で身体に記憶されるのではないか。そのような見方をすると、PTSDの多様な症状も理解できるように思います。

ここで言われる「筋肉」「身体」の背後には、それらをコントロールする脳幹が存在しています。ストレスは脳幹を直撃します。実際、PTSDの患者さんの脳ではノルアドレナリンやセロトニンのバランスが崩れ、副腎皮質ホルモンであるグルココルチコイドの分泌にも異常が現れるということが、最近の研究によって明らかになっています。

トラウマのある場所

ところで、大脳新皮質にある側頭葉は記憶に関係する脳ですが、そのことを発見したのは、カナダの脳外科医ペンフィールドでした。彼は側頭葉を電気的に刺激すると、過去の記憶が呼び起こされることを明らかにしました。しかしペンフィールドはその後、側頭葉に一度与えた「記憶領」の名称を、「解釈領」に改めています。側頭葉に対する電気刺激は、脳幹上部の視床から中脳を刺激し、そこにしまわれた過去の記憶を引き出すのではないかと考えたためです。

人の脳が秘める記憶のメカニズムは、まだ充分に解明されたとは言えません。ペンフィールドの説も公認のものではなく、一つの見解にとどまっています。むしろ異端的な見解と言えるかもしれません。しかし脳幹には大脳的エピソードではなく、記憶としてのストレスがしまわれていると考えれば、別の説得力が生まれてくるように思います。

記憶としてのストレス。その歪みが非常に大きく、重大な障害をもたらすようなケースはPTSDと呼ばれます。しかし、人は誰でも〝小さなPTSD〟を持っています。たいていの人は〝小さなPTSD〟をいくつも抱え、それらと闘いながら生きています。

たとえば、子育て中の母親たちと語り合うと、よく聞く話があります。あんな子育ては絶対にしたくないと思っていたのに、ふと気がつくと自分の母親が自分に接したのと同じように、自分もわが子に接しているというのです。こうした声は、どちらかというと教育熱心なお母さんに多いようです。

先にわが子に暴力をふるう女性が、じつは自分も母親に暴力をふるわれたと打ち明けた例を紹介しました。そんな特殊な例ばかりではありません。多いのは、母親に言われて傷ついたり、イヤな思いをした言葉を、つい自分の子どもに向けてしまう。「頭が悪いわね」「お姉ちゃんのくせに」「あんたのような子は嫌い」……子どもが生まれたとき、これだけは口にしたくないと思ったその言葉を、つい投げつけてしまうというのです。そのことで悩んだり、苦しんでいる母親は意外にたくさんいます。

これも一種の身体的対象反応です。過去に自分が叱られたり、傷ついたときと似たような状況に出会うと、そのときの緊張を体が思い出す。体に刷り込まれた母親の言動を、とっさに反復してしまうのです。子ども時代に何度も繰り返され、時間をかけて体にインプットされたものであれば、簡単には消えません。「母親と同じことはすまい」と頭でいくら思っても、体の作用のほうがずっと強力です。

ストレスケアについて学ぼうという女性たちですから、どの人も勉強熱心です。育児書や教育書もたくさん読んでいます。しかし方法論をいくら変えても、緊張という身体状況があれば、同じことを繰り返す。やさしく接しなさいとアドバイスされても、緊張した体ではやさしくなれません。なぜなら緊張状態で選ばれるものは自己防衛（「闘争」あるいは「逃走」）に深く結びついているからです。

「こうしたい。ああしたい」と理性は望みます。しかし自分の望むような方法を選びとることが身体的にできないところに、「自分の思うように生きられない」「自分の願うように行動できない」という、ストレスの本質的問題が出てくるのです。

したがって、緊張―ストレスに支配されない自分のあり方を構築することは、よりよく生きるために最も必要な基本的な条件になるのです。

私たちはみんな〝小さなトラウマ〟をいくつも抱えながら生きています。「まえがき」でも述べたように、私自身の人生を振り返ってみても、自分のトラウマを克服するために人生を歩んできたような気さえします。精神分析的な見方をすれば、職業を選ぶのも結婚相手を選択するのも、すべて自分のトラウマとの戦いと言えるかもしれません。しかしそのトラウマ、言い換えれば過去のストレスが、今も私たちに強いる緊張のなかで戦っているがゆえに、人生の戦いに敗れていく人が少なくないように思えるのです。

脳と筋肉は一つのもの

人前で茶碗をひっくり返すような、ありふれた失敗の緊張から、戦争や地震、児童虐待などの深刻なＰＴＳＤまで含め、ストレスは一過的に通り過ぎていくものではありません。過ぎ去っていくのはストレッサーです。ストレッサーによって引き起こされたストレスのほうは、私たちの体に潜在的な、あるいは無意識的な記憶として残ります。最近流行している言葉を使うなら、そのストレスを解消することこそ「癒し」です。

人の体には、全身をコントロールしているシステムが四つあると言いました。自律神経系、内分泌系、免疫系、脊髄—筋肉系の四つですが、ストレスを最も敏感に反映するのは意外なことに脊髄—筋肉系です。

体の外側で、いかにも鈍感そうに見える筋肉が最も敏感にできているのは、しかし不思議ではありません。そもそもストレスは、逃走または闘争のなかで激しく使われる筋肉をバックアップするための態勢だったはずです。

実際、筋肉の反応は瞬時です。熱湯に指が触れると、「熱い」と思う前に手が引っ込みます。石につまずいたとき、とっさにバランスを取る。「熱い！」「危ない！」という情報が、大脳まで到達する前に脊髄や脳幹が、「手を引っ込めろ」「転ばないようにバランスを取れ」という指令を筋肉に発します。大脳の判断に委ねていたら瞬時に対応できません。反応が遅くなるほど生命は危険にさらされるので、大脳を経由せずに脊髄・脳幹レベルで指示が出される、「反射」という仕組みがそなわっています。

筋肉と脳幹はそれほど緊密に結ばれています。発生史的に考えても筋肉は、エサを確実に手に入れるために発達し、脳は、筋肉をより正確に動かすために精度を増してきました。したがって、脳と筋肉は別々のものではなく、神経という一本の線の両端であると考えるのが、機能的にも発生史的にも正しいでしょう。

ですから脳幹の歪みであるストレスを、筋肉は瞬時に反映します。それが自律神経系では、アドレナリンやノルアドレナリンを分泌し、ストレス反応を起こすのは刺激があってから二、三秒後です。内分泌系はさらに遅く、副腎髄質からアドレナリンが分泌されるまでに二〇〜三〇秒もかかります。

筋肉は、脳幹の歪みをストレートに反映します。とすれば、筋肉の状態を読み取ることでストレスに関する情報を得ることができるのではないか。これが、アローバランスグラフのもともとの発想です。筋肉のアンバランスを計測することで、私たちの抱えるストレスの量をはかるアローバランスグラフはこうして生まれました。

アローバランスグラフは、それまでほとんど関心を呼ばなかった筋肉の無意識的な収縮に注目することで、不可能と思われていたストレスの定量化に成功したのです。

アローバランスグラフとは

「不安な心はリラックスした体に宿ることができない」

病気と筋肉の関係を研究したアメリカの医師、エドモンド・ジェイコブソン（1888〜1983）の言葉です。ジェイコブソンは、筋肉の緊張─弛緩の繰り返しによってストレス状態を緩和させ、さまざまな身体症状の治療に成功しました。また、心身の相関関係に人間が目覚めていくプロセスを明らかにして、今日的な意味でのリラクセーションの基礎を築いた人として知られています。

私の場合もジェイコブソンの考え方に出会ったことが、筋肉というものに興味を持つようになったきっかけです。とりわけ、ここに引用した言葉は衝撃でした。ジェイコブソンの考え方に引かれ、自分なりに筋肉とストレスの関係を調べ始めました。やがて、一つの傾向に注目するようになったのです。今、私たちが「筋バランス」と呼んでいるもの、つまり体の左右の筋肉にみられる不随意（無意識）的な緊張のアンバランスと、その人が抱

〔筋肉〕	〔心〕
腕、肩の緊張	闘争、戦う、不満、嫌悪、不快
腰・下肢の緊張	逃走、逃避、不適応、不安、恐怖、心配
背中の緊張	我慢、無理、重圧、むなしさ
胸の緊張	無気力、退屈、否定

えているストレスの大きさに相関関係があるらしいことに気づいたのです。
筋肉に関するデータからは、次のような事実が浮かび上がってきました。

①運動で筋肉を鍛えても筋バランスは整わない
②病気やストレスの大きい人ほど、筋バランスの崩れがひどい
③筋バランスの崩れで病気を予見することができる
④筋バランスの崩れがあると、いろいろなトラブルに遭遇しやすい
⑤筋バランスの崩れは、その人の性格と密接な関係がある

最初に気づいたのは、こうした一連の傾向でした。これらについての詳しい説明は、もはや必要ないと思います。筋肉の無意識的な緊張は、ストレッサーに対する身構えの反映ですから筋肉の発達とは無関係です(①)。また、筋バランスとストレスが相関関係にあることがわかれば、病気の人ほど筋肉の歪みが大きくなるのは当然でした(②)。

したがって、筋バランスの崩れがひどいと、いまは元気であっても病気になりやすかったり(③)、注意力の欠如や判断力の低下から事故にあったり、仕事や人間関係のトラブルを起こしやすくなるのです(④)。

また、同じストレッサーでも、そこに生じるストレスは人によってまちまちです。その人の体質や性質、性格、さらにはものの感じ方や考え方、それまで

◇◇◇ ①静止バランス（姿勢）を見る ◇◇◇

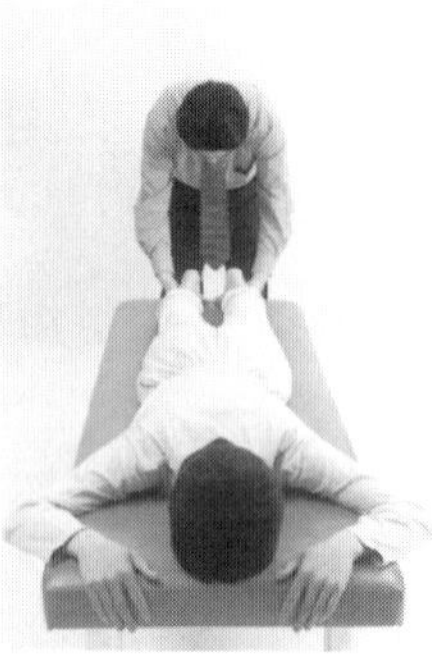

A うつ伏せに寝た時の両脚の長さの差

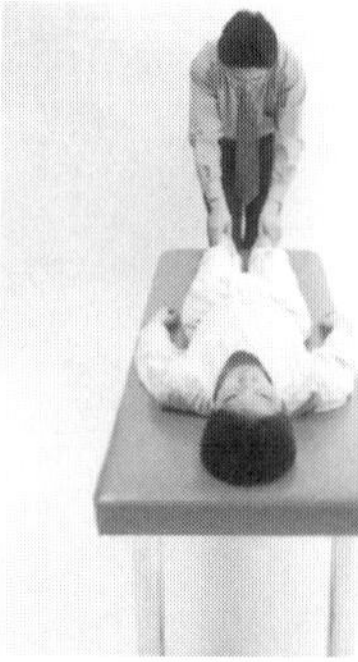

B あお向けに寝た時の両脚の長さの差

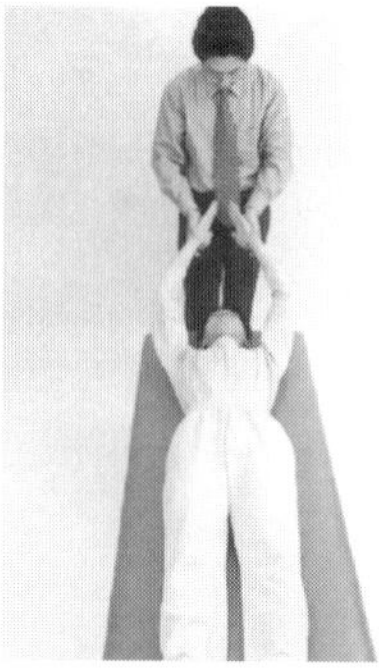

C あお向けに寝た時の両腕の長さの差

◇◇◇◇◇ ②運動バランスを見る ◇◇◇◇◇

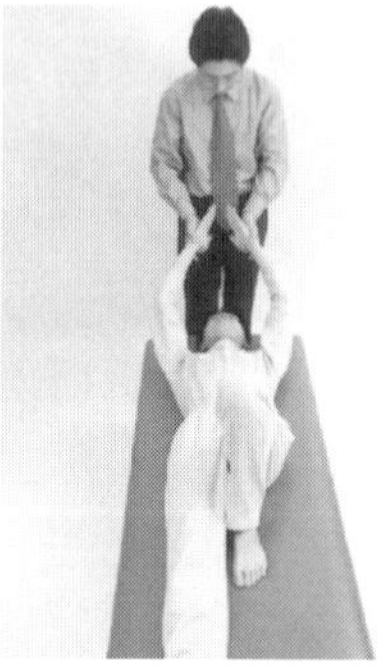

D （C）からの変化
あお向けに寝たまま、左膝（D1）右膝（D2）を立てた時の両腕の長さの差。

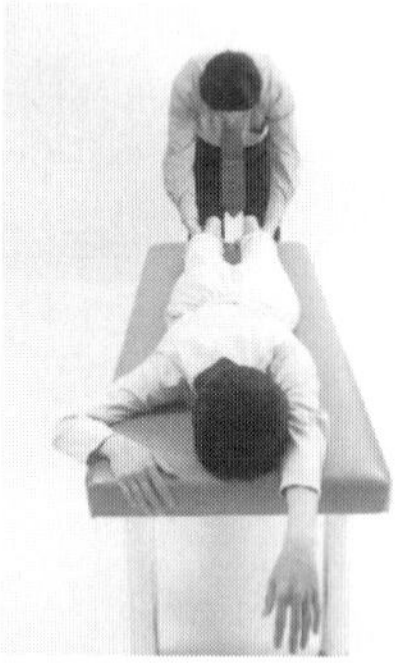

E （A）からの変化
うつ伏せに寝たまま、左腕（E3）右腕（E4）を頭まで上げた時の両脚の長さの差。

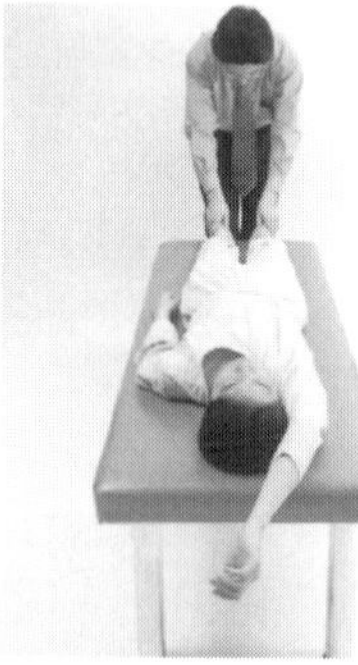

F （B）からの変化
あお向けに寝たまま、左腕（F5）右腕（F6）を頭まで上げた時の両脚の長さの差。

アローバランスグラフの基本解析（詳細）については付録①をごらんください。

アローバランスグラフの作成法

◇◇グラフの見方◇◇

①静止バランスを見る（A・B・C）
②運動バランスを見る（D・E・F）
③「ストレス指数」を筋肉バランスの状態で12段階に別けて示す。

指数	ゾーン	状態
0～3	ブルー	快適
4～7	イエロー	要注意
8～11	レッド	警戒

◇◇グラフの読み方ー基本ー◇◇

・ABCライン
ABCのラインが示すのは、重力に対して体を支え、直立歩行を可能にしている最も重要な筋肉の歪み。この線が中心から大きくずれると、姿勢を保つのに多大なエネルギーを用いることになる。疲れやすく、ストレスや病気に対する抵抗力が弱まっていることが考えられる。

・DEFライン
２本に分かれた線は、中心に対して矢羽根のように均等になるのが理想的な形。線が折れたり、アンバランスなものは、ホメオスターシスの機能が低下し、復元力や自然治癒力が衰えていることを示す。

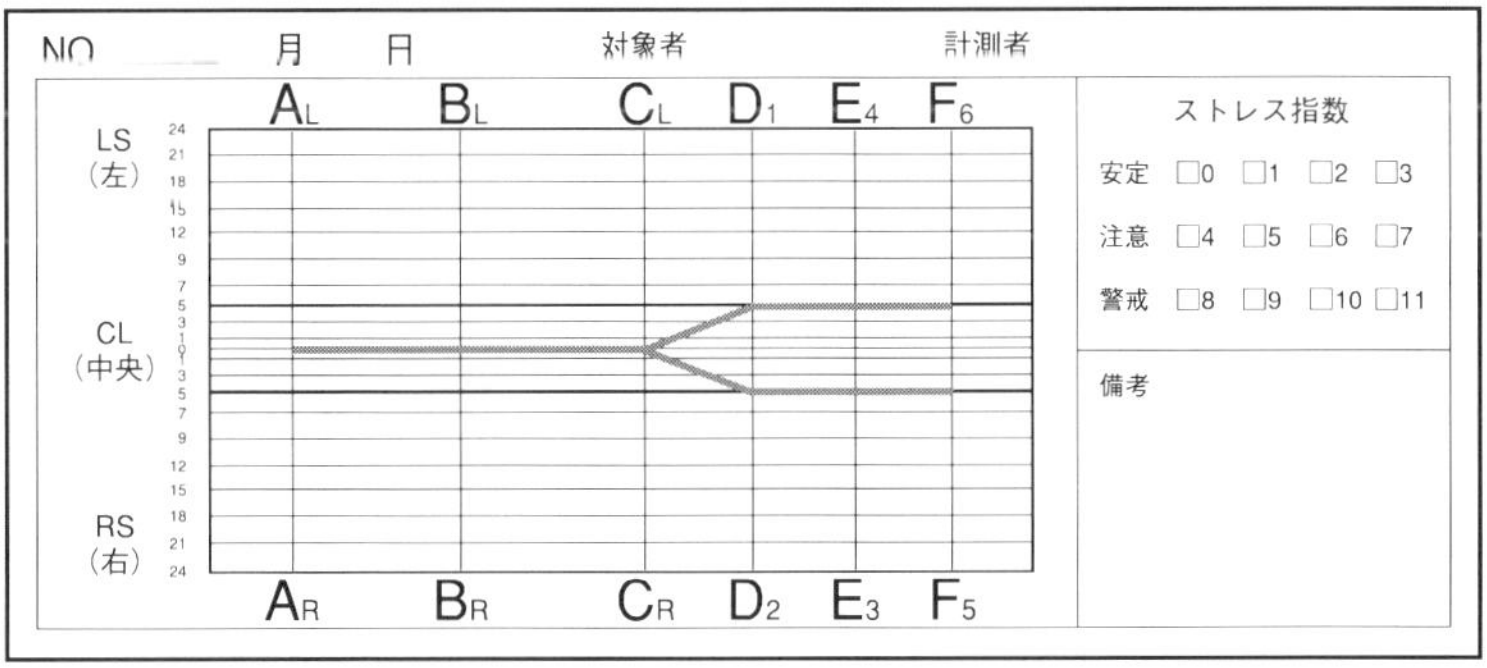

の生活歴なども大きく影響しています⑤。たとえば、病弱で神経質な人は胃腸が悪く、バイタリティーあふれるタイプは高血圧や心臓病になりやすいと一般に思われていますが、それは医学的にも根拠のあることです。そうした性格的なタイプの違いが、筋バランスの崩れ方にも現れていました。123ページにある表は、バランスを崩した筋肉の部位と、心理状態の大まかな対応関係を示しています。

筋バランスを通して見たストレスは、このように非常に個性的だったのです。

すでに述べたように、血圧や血糖値のようにストレスを検査することはできません。ストレスそのものは測れません。しかし筋肉であれば、目で見ることができ、手で触れることも可能です。

アローバランスグラフは、左右の筋バランスを全身にあるポイントで測定し、それをビジュアル的に表示したものです。実際に測定するのは、不随意の緊張によって生じている左右の筋肉の収縮差です。腹臥（うつ伏せ）および仰臥（あお向け）で九箇所の形態計測をおこない、前ページにあるようなグラフにあらわします。ストレスゼロの基本線が、図のように「矢（Ａｒｒｏｗ）」の形になることから、アローバランスグラフと名付けました。

筋肉からこんなことが読み取れる

アローバランスグラフは、人が外界と関係し、刺激を受けることで発生したストレスについて語っています。むろん現在のストレスだけではありません。過去に体験したストレッサーによる潜在的な緊張まで含め、アローバランスグラフが見せてくれるのは、私たちの脳と体が生きているありのままの〝いま〟です。

大脳は、「未来」を指向します。「もっとよく生きよう」「もっと快適に生きよう」という大脳の声に促されながら、人はよりよい明日を目指します。人類が文明を築き、それを今日のように進歩させたのも、そのような大脳の未来指向のたまものです。しかし自然を破壊し、環境を汚染しているのが、大脳が築いた文明であるように、未来指向が強くなるほど、〝いま〟に対する配慮が乏しくなります。いまここで、いかに命を紡いでいるか、いかに生存しているかという脳幹的な「現在」にはなかなか目が向きません。

人がそのことに目を向けるのは、健康を損なったり、事業に失敗したり、あるいは家庭に重大なトラブルが発生するようなときです。これまでの自分はどう生きてきたか、どう生きているか……あらためて〝いま〟の自分を見つめ直そうとするのです。自然破壊が進み、環境汚染が広まり、地球温暖化などによる人類の危機が、誰の目にも明らかになったときに、はじめて自然の大切さに人が気づくのと似ています。

立ち止まり、自分の「現在」のあり方を見つめ直す。病気や失敗、挫折、トラブルなどの苦しみが人を成長させると言われる理由も、おそらくそこにあるのでしょう。

アローバランスグラフが私たちに語りかけるのも、そういう意味での「いまの自分」です。いかに人生の困難に立ち向かってきたか。どのような思いを生きているか。社会的な地位とかポスト、職業や学歴、年齢、あるいは経済状態や容貌など、人生のエピソード的要素を剥奪した後の、自分自身のあり方が出てきます。

人間の最も〝変わりにくいもの〟が表現されると言ってもいいでしょう。私たちの「人格」は、「体質」を土台にして「性質」「性格」という下部構造を持ち、下部にいくほど身体性が強くなり、自分の意志で変えることが難しくなります。アローバランスグラフは、その人がこうむっているストレスの大きさを数値化するとともに、そのストレスを生み出すもとになっている体質や性質、性格を浮かびあがらせます。

したがって、Aという人のストレスを計測したグラフの基本的な形は、いつ測っても変化しません。ストレスが大きいときも小さいときも、その歪みのパターンは同じです。つまり一人ひとりに特有の、個性的なグラフのパターンがあるのです。ストレスが大きくなると、その形が極端になって出てくる。もともと持っている傾向が強まり、弱点が肥大化するような形で、グラフが大きく歪んできます。

その人の〝いま〟が、そこにあります。

アローバランスグラフからわかること

◎ストレスの状態

身体各部のどこに負担がかかり、どこに無理が来ているかの把握

内部環境のバランス状態の把握

◎ストレッサーとの関係

環境への適応状態（闘争的かあるいは逃走的か）

対人関係

生活習慣の傾向（不眠や食生活）

不満や怒りなどの感情的傾向

心理的傾向

性格的な特徴（ストレスを強める原因としての性格的問題）

具体的な例を取りあげてみましょう。

◎グラフ化されたストレス①――女性二五歳「家族が嫌い」

まず、グラフ3を見てください。家事手伝いの女性（二五歳）の筋バランスを測定し、ホメオストレッチ前に作製したアローバランスグラフです。バランスがずいぶん崩れていることは、誰の目にも明らかです。当然、ストレス指数も8と高くなり、注意域から警戒域に入ろうとしています。

本人記入のカードには、自覚症状として次のようなことがあげられています。

――無気力、めまい、耳なり、頭がボーッとする、肩がこり腰の痛みがひどい、すぐカッとなる性格。他人の目がひどく気になる（対人恐怖）。将来が不安、過去の事が頭から離れない。ダイエットのたびにリバウンドを繰り返す。

この記入からはこの女性が神経症的で、自律神経にも失調を来しているらしいことがうかがえます。まず先に面談によって本人の口から語られた彼女の現状を紹介し、それからグラフに示された客観的なデータを読んでいくことにします。

【グラフ3】

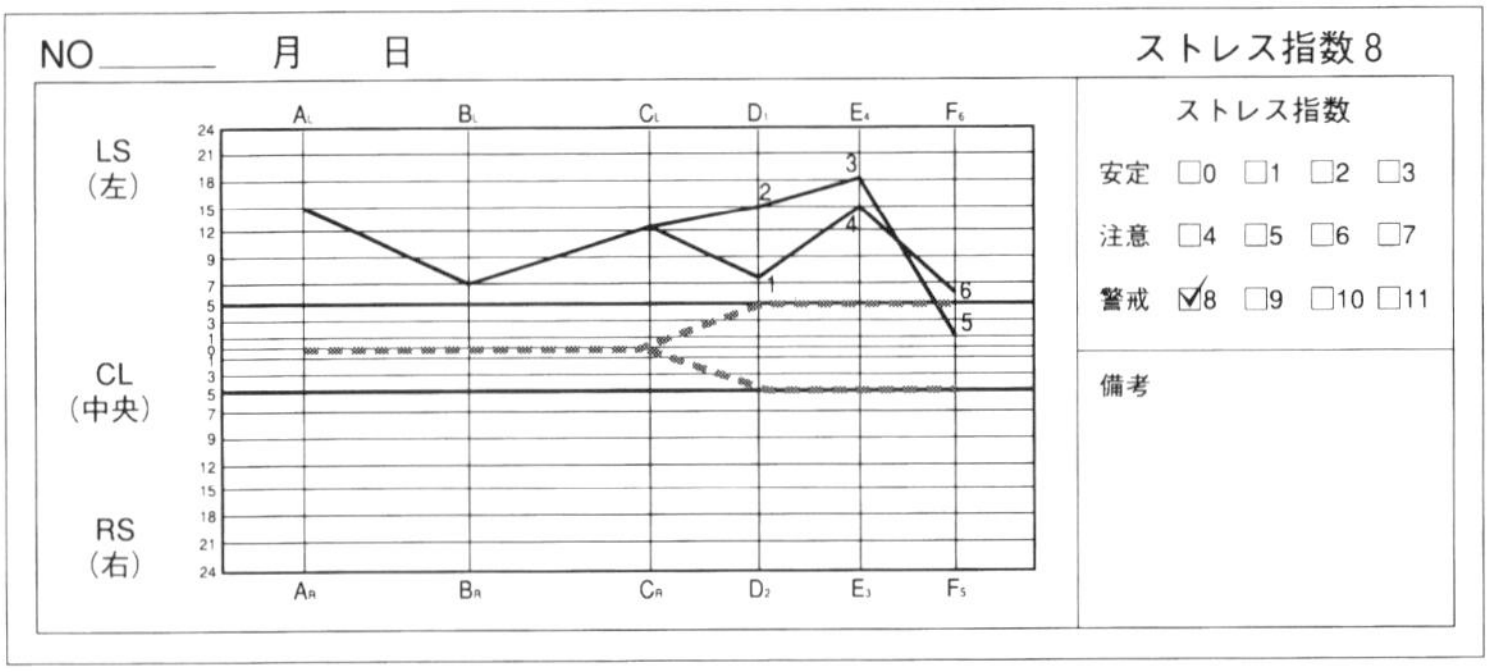

【カウンセリングで語られたこと】

一四歳、中学のときにいじめにあい、自分は価値のない人間であるように思った。高校では過食症になり、肥満に悩む。ダイエットにも何度か挑戦したが、成功しない。中学時代のいじめは、できれば記憶の中から消してしまいたい。しかしどうしても忘れられず、いまも私を苦しめている。

家族が嫌いだ。姉と母がいつも口げんかをしている。姉の身勝手な言動が、母を苦しめているのだ。それを聞いていると姉が憎らしくなり、懲らしめてやりたいと思う。私と姉の仲もよくない。常に険悪な状態が続いている。

母の体が心配である。このままでは母の心身は持たないだろう。いずれ病気になってしまうのではないかと、とても不安になることがある。姉のほうも、このままではかわいそうだ。私に何とかできるものならしてあげたいが、私の言うことに耳を傾けない。「こんな家は家族じゃない」と姉は言っている。最近では、私もそう考えるようになった。どうしてよいのかわからない。

以上のような状況を、カウンセリングを通して本人の口から聞くことができました。これを次のグラフ分析と比較してみてください。

【アローバランスグラフの分析】

・Aポイントが左にかたよっている

この型の心理面の傾向としては、自己中心的で、他人に対して批判的。悪い言い方をすれば、陰険で意地悪なところがあり、情愛に欠けている。ものごとを考えすぎて、不平不満が多い。内面的な葛藤にエネルギーを費やしてしまうので、外に向かうパワーが小さく、人生の目標や課題に対してもあきらめが多くなる。

身体面では消化器系、とりわけ肝臓や胃腸、口腔の病気になりやすく、泌尿器系にも弱点が出やすい。

・ABCラインがかたよっている（左右いずれも同じ）

気分が落ち込みやすい。ちょっとしたことでイライラするなど、気持ちが不安定で鬱的な傾向が見られる。

身体面では自律神経の失調、腰痛、膝の故障が起きやすい。

・D1D2の緊張

このタイプは下肢の病気、とくに腰痛の可能性が高い。心理面ではかなり強い不安や心配があり、逃避的傾向が見られる。

・E3E4の緊張

対人関係での悩みやがまん、不快があり、肩こりとか背中の痛みが出やすい。

・F6の緊張

自己否定的傾向が強くなり、疲労がたまっている。

◎グラフ化されたストレス②——女性三六歳「息子のために頑張って生きる」

ストレス指数は6。かなりストレスがたまっています。最初にケアセンターに来られたときの訴えは、腰痛と疲労。見るからに疲れた印象を受けました。

二年前に離婚し、女手ひとつで一人息子を育てています。看護婦という激務をこなしながら、懸命に子どもを育てる彼女の姿を見ていると、私たちもつい励ましの言葉をかけたくなるのですが、「頑張って」は何の力にもならないばかりか、ストレスの高じている人にはむしろ逆効果です。心身のリラクセーションにこそ、真の励ましがあります。

以下は、彼女が面談で語ってくれたことです。

【カウンセリングで語られたこと】

毎日が忙しく、中学生の息子とゆっくり語り合う暇もない。難しい年齢であるだけに、これでよいのかと心配になる。夜勤で帰れない夜は、おばあちゃんの家で食べさせてもらいなさいと言ってあるが、ラーメンなどをつくって一人で食べているようだ。かわいそうに思うが、顔を見るとつい小言が出てしまう。忙しい仕事のストレスがたまり、イライラしているのだろうか。

【グラフ4】

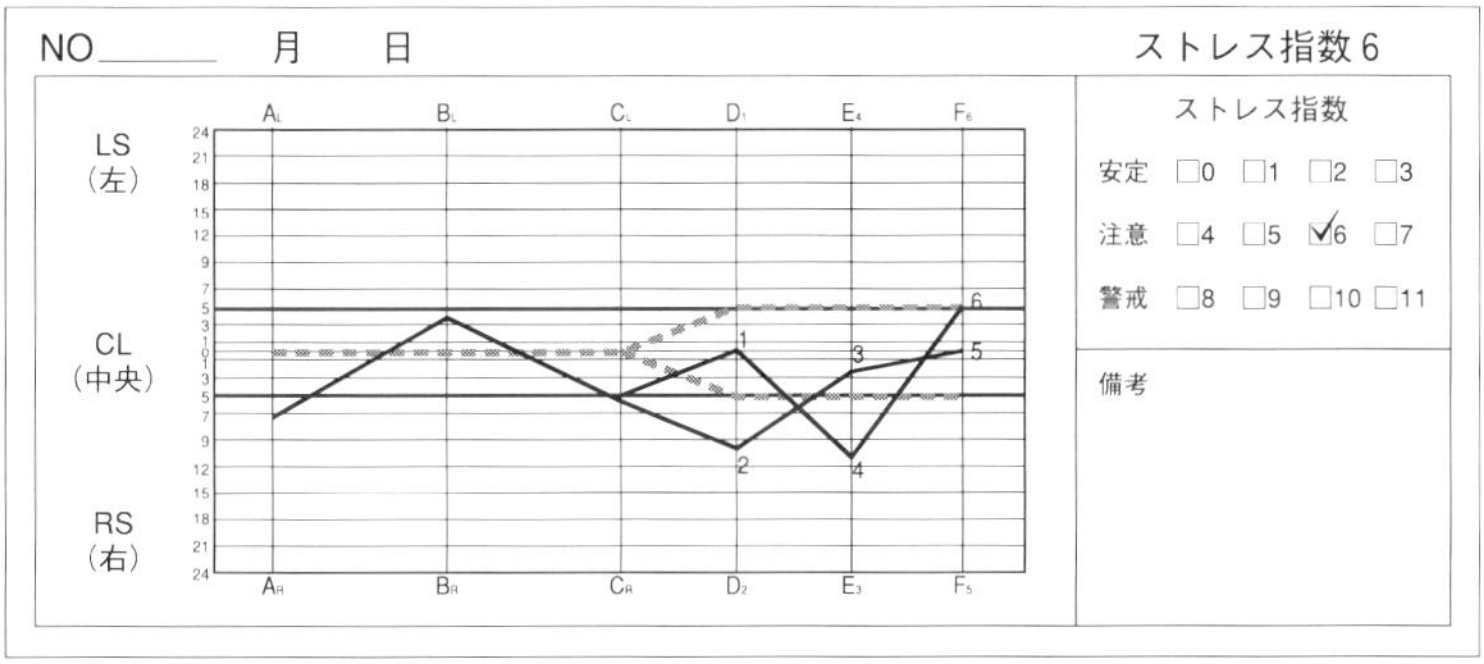

職場でもイライラしている自分に気づく。若い子が多く年齢的なギャップがあるので、うまく付き合えない。責任ある立場にいるから、彼女たちとどのようにコミュニケーションをとるべきか悩んでいる。いろいろなことを考えると、ときどき息苦しくなる。心まで疲れてしまった感じで、朝起きるのがとてもつらい。

離婚は失敗だったのかとも思う。自分の人生がつまらないものに感じられる。けれど、子どものためを思って頑張っている。子どもだけが私の救いだ。このような彼女の〝いま〟が、筋バランスにはどう現れているでしょうか。

【アローバランスグラフの分析】

・Aポイントが右にかたよっている

心理面では孤独感が強い。気分的なムラがあり、早呑み込み。人の話をじっくり聞くことができない。油断が多いので失敗やミスをおかしやすい。うぬぼれが強く、そのわりに沈思熟考が苦手なので、中途で挫折する傾向がある。

身体面では呼吸器系や循環器系、腎臓、のどにストレスの影響が現れやすい。生活態度としては楽観的で、行動的なタイプである。

・ABとBC、2度センターラインとクロスしている

適切な思考や判断ができず、感情や行動にも問題が起きやすい。身体面では免疫や内分泌ホルモン、自律神経系への影響が大きく、成人病や重大な病気にかかりやすいか、すでにかかっている危険性も高い。

・EとFの緊張

上肢の緊張過多は闘争的な姿勢の現れ。心理的には対人関係の悩みや自己否定の強さがうかがえる。この人の腰痛は全体的なバランスの崩れから来たもの。疲労の蓄積も腰に負担をかけ続ける状態になっている。

アローバランスグラフを二例紹介しました。

人の心や性格まで含め、トータルに人間を把握する方法論が特になかった従来の医学的な方法論に慣れた人の目には、性格判断のようにも見えるかもしれません。しかし、このグラフが表現しているのは人の性格ではなく、脳のコンディションです。とりわけ脳全体の土台でもあり、脳のさまざまな働きのベースともなる脳幹のコンディションを、脳幹がコントロールしている筋肉の緊張と、筋肉の緊張がつくりだす身体形態（姿勢）を手がかりにして探ったものです。（注※）

もしグラフの分析が性格判断のように見えるとしたら、脳のコンディションを損ない、働きを乱すストレスの要因が、私たちの性格や生き方と深く関係しているからです。

（注※）アローバランスグラフの信頼性・妥当性については、BTUと東京大学医学部心療内科、東北大学医学部人間行

動学による共同研究がおこなわれており、すでにその成果がいくつか発表されています。「アローバランスグラフの信頼性の検討および心理的質問表との関連について」（日本心身医学会　一九九九年六月）「筋骨格系の歪みとパーソナリティ及び心理的ストレス反応との関連」（日本心身医学会　一九九九年一〇月）。「筋肉の硬さの歪みと心理的質問票との関連性の検討」（日本行動療法学会　一九九九年一一月）。

なぜ自分を変えられないか

先に私は、緊張―ストレスに支配されない自分のあり方の構築が、よりよく生きるための最も基本的な条件ではないかと書きました。よりよく生きる、それは大脳とりわけ大脳新皮質の仕事です。しかし大脳の感覚能力や思考力、判断力、表現力などが歪みなく機能するにはそのベースにある脳幹が健全でなければなりません。大脳の使命である〝よりよく生きる〟、つまりｈｏｗ　ｔｏ　ｄｏは、脳幹の〝いまを生きる〟、すなわちｈｏｗ　ｔｏ　ｂｅに支えられているのです。

ところがほとんどの人は、〝よりよく生きる〟ために必要なのはテクニックだと思っています。それで、ハウツウ的なところに関心が向かいます。「どうしたらよい子を育てられるか」「どうしたら成功できるか」「どうしたら幸せになれるか」。本屋の棚で一番目につくのも、「こうしなさい」「こう考えなさい」と教えるマニュアル本です。

しかしそうした本を読んだおかげで、よりよく生きられるようになったという人はまずいないでしょう。本で生き方が変わるような人なら、読まなくても変わっていたに違いありません。あるいは、誰にも覚えのあることだと思いますが、一時的にそんな気分になっただけで、じきに元の自分に戻ってしまうものなのです。

大脳的なアプローチには限界があるということです。土台である脳幹のｔｏ　ｂｅが変わらなければ、大脳のｔｏ　ｄｏは変わりません。読むだけで変わる、願うだけで変わる、意志だけで変われるとしたら、誰でも簡単に自分のなりたい自分になり、自分の思うとおりにすんなり行動できますが、決してそうではないことを私たちは体験的にイヤというほど知っています。

なぜなら大脳の力では変えられないものがあるからです。たとえば、人は自分の首を締めて自殺することはできません。自殺をはかるような人間は意志が弱いからではなく、酸素の欠乏で意識を失うと、手で首を締め続けることが不可能になります。大脳の指示による随意筋の運動で首を締めていた手の力が抜け、脳幹がコントロールしている不随意の呼吸運動が戻ってくるのです。

大脳は、自己保存を使命とする脳幹の前では無力です。ですから、さまざまな試みにもかかわらず、自分の〝いま〟を変えることがこれほど難しいのです。これまでの人生における成功や失敗の記憶、さまざまなトラウマやコンプレックス、習慣化した闘争や逃走など、私たちの〝いま〟を構成している無意識、つまり脳幹の歪みを癒す力は意識の領域にはありません。

この事実を別の側面から見てみましょう。人が未来を生きようとするとき、思考や判断の基準とするのは過去の体験です。その基準に照らし合わせながら危険を回避し、新しい現実をつくり出していく。したがって新しい思考や行動を選択することは、一般的には状況が危険であるほど難しくなると言えます。自己防衛本能が強く作用し、これまでの闘争や逃走のパターンが出てしまうのです。どういうことかというと緊張を強いられる身体状況では、大脳がどんなに方法を変えても、自然と過去の自分を繰り返してしまうということです。そしてストレスの蓄積は、常に緊張を強いられる身体状況に人を置きます。

このようにストレスを捉えると、リラクセーションは「自己実現」と重なってきます。アローバランスの事例として紹介した二つのケースでも、彼女たちが望んでいるのは、単なる家族的な不和の解消や、仕事の忙しさの緩和ではありません。そうした人生の問題につまずき、乗り越えられずにいる自分を変えていくことです。

バランスセラピーのケアセンターで指導するのは、どうすれば不和が解消するか、どうすれば仕事の忙しさから解放されるかではありません。問題解決は、むしろ本質的ではないと私たちは考えます。なぜかといえば、人間が出会う問題はほとんどが解決不可能です。たとえば、ここに例として挙げた二人にも、母と姉を和解させたり、病院勤めのいろいろな悩みから解放されることは不可能とみるほうが正しいでしょう。それを解決しようとして、さらにストレスを大きくするより、問題の中で自由に生きるために、ストレスに支配されないスキル（技術）を身につけ、自分自身のあり方（How to be）を再構築していくことが大切であるはずです。

それには二通りのスキルがあります。

①ストレスをためない技術

②たまったストレスを解放し、緩和する技術

次の第5章では①について、第6章では②を述べていきます。

第5章◎ストレス源にどう対処するか

BALANCE THERAPY

「プラス思考」の危険性

今日ほど、〝前向き〟であることが評価される時代はありません。「プラス思考」とか「ポジティブ・シンキング」と言われる自己啓発法が、経営者やビジネスマンの心を捉えたりするのもその一例でしょう。どんなに都合の悪い状況でも、あきらめたり落ち込んだりせず、すべてを前向きに考えようというのが、いわゆるプラス思考です。〝後ろ向き〟よりも〝前向き〟のほうが歩きやすいし、生きやすいのは事実です。しかし人生には前進もあれば、後退を余儀なくされることもある。ものごとのプラス面だけを評価し、そこにばかり価値を求めていたら、必ずやってくる人生のマイナス面を上手に受け止められなくなるのではないかと心配になります。

「プラス思考」や「ポジティブ・シンキング」というのは、後退や落ち込み、停滞を嫌うという点では極めて資本主義的な精神だと言えます。資本主義の象徴である株式相場を見れば一目瞭然ですが、右肩上がりが歓迎され、落ち込みや停滞は徹底的に嫌われます。そこではプラス――〝よりよく〟〝よく多く〟が常に求められる。人間の大脳はよりよく生きるための脳だと言いましたが、その意味では、現在よりも豊かな未来を絶えず指向する資本主義は、典型的な大脳的世界であると言っていいでしょう。

しかしそれは、次のような脳幹的世界とははなはだしく異なったものです。

その人たちに生命をあたえたものは　風
今私たちの口をついて出てくるものも　風
風がくれた　生命
風が止むとき　私たちは死ぬ
今でも指の皮の下に　風の道が見える
私たちの祖先が　創られた時
風がどこに吹いていたかを
それはいつでも教えてくれる
――ナバホ族に伝わる古い祈りの歌（北山耕平『ネイティブ・マインド』）

こうした歌を読むと、悠然と広がる大自然のそれと同じように、静かに停滞した時間に、私たちは不思議な安らぎをおぼえます。ダイナミックに未来を目指す大脳の下で、脳幹がつくりだそうとするのは、おそらくこのような生存の静寂です。

人間にとっては、どちらも大切な要素です。そのダイナミスムと静寂のあいだ、緊張と弛緩のあいだで、私たちの心や体は絶えず揺らいでいます。にもかかわず、ダイナミスムの価値しか認めないとしたら、どこかに無理が出てくることになります。

いつも右肩上がりに進んでいなければならない。止まったときは倒れてしまう。それが資本主義というシステムです。科学の進歩を信じ、よりよい社会、もっと豊かでもっと幸せな暮らしを未来に創造していく。資本主義は、常に前向きであることを求めます。しかしそういう産業社会の論理を、私たちの生き方に一〇〇パーセント当てはめることは難しいでしょう。なぜなら私たちの心身には揺らぎがあり、プラスとマイナスのあいだを絶えず行き来しているからです。

たとえば、食欲という最も根源的な欲求も、空腹と満腹のあいだで揺れています。どんなご馳走であれ、それをいつまでも食べ続けることはできません。血中のぶどう糖が増え、それを視床下部の満腹中枢がキャッチすると、もう食べたいと思えなくなる。常に前向きであろう、ポジティブであろうとする「プラス思考」や「ポジティブ・シンキング」は、食欲とは無関係に食べ続けてしまう摂食障害にどこか似ています。

もっとも資本主義も長い目で見れば、じつは好況と不況という二つの極のあいだで揺れています。不況をきっかけに社会のさまざまな構造が変革され、技術革新が進み、また新しい生産と消費の形を生み出していく。その揺らぎを止めようとした社会主義がこうむった決定的な崩壊を、資本主義はまぬがれ、新しい繁栄を生みだすことができたのです。

「プラス思考」や「ポジティブ・シンキング」が悪いのではありません。ただ、人は元気なだけではいられない。元気をなくしたり、落ち込んだり、どうしようもなく不安や心配に駆られることもある。また、資本主義的な幸福観とは相いれない病気や老い、死というマイナス要素と向き合うときが必ず来る。プラスや前進だけを評価する価値観では、それらを上手に受け止められません。

今日のプラス思考ブームを見ると、むしろその背後に、人生のマイナス面に対する強い恐怖感が隠されている気がしてなりません。自信を喪失したり、未来を悲観するマイナス思考になってはいけないという、強迫観念のようなものと言ったらいいでしょうか。しかし避けようとすればするほど、そのものに逆に憑依されていくのが私たちの心です。常に元気がよい、常に明るい、常に自信満々。これらは、常に元気がない、常に鬱々としているのと同様、一種の「病」です。

精神医学の分野では、元気のよいことや明るいことは健康の指標ではありません。感情の両極をうまく移行できる、それが健康のしるしと見なされます。大事なのは、自信喪失や絶望、悲観、あきらめなどのマイナス思考に陥らないことではないのです。さまざまな感情のあいだで、上手に揺らぎながら生きていけることです。

「バランスセラピー」という言葉

バランスセラピーの〝バランス〟とは、「揺らぎ」のことです。「自然」のことと言ってもいいでしょう。一つに偏らず、極端でなく、ありのままに揺らいでいる自然。同時にそれは、最適な生存条件を実現しようとするホメオスターシスの機能そのものです。

イギリスの生物学者で、NASAの火星生命探査計画にも参加したことのあるジム・ラブロックは、地球には生命の特徴であるホメオスターシスの機能があり、一個の生命体と捉えるべきだという、「ガイア仮説」を唱えました。キャノンが生体に見い出した恒常性維持機能と同じものが、地球環境にも働いていると彼は言うのです。

確かに地球の自然は、ほぼ一定の状態に保たれています。非常に極端な変化のように思える氷河期さえ、平均気温にすると今日より、五～六度低かっただけと言われます。これは宇宙のなかでは、変化と呼べないほどの小さな揺らぎです。大気中の酸素や炭酸ガスの濃度、あるいは海水の塩分濃度も、ある幅の中で安定的に揺らいでいます。生命体の場合と同じように、揺らぎによって一定の環境が維持されているのです。

生命の特徴であるホメオスターシスが、地球にもそなわっている。というよりも、地球の自然がホメオスターシスをそなえていたからこそ、生命が誕生できたのでしょう。私たちの心身の揺らぎは、じつは地球環境にその源がありました。つまり心身の揺らぎをつくりだす脳幹を通して、人は自然と深く繋がっています。

一方、辺縁系と新皮質から成る大脳は、自然から遠ざかろうとする脳です。偏りやすく、極端に走りやすく、ありのままでいることが苦手です。

チンパンジーやゴリラと比較しても異常に大きく発達した人間の大脳のなかでも、一番発達しているのは、前頭葉のある前頭連合野と呼ばれる部分です。そこは、思考や判断、意志決定、創造、情緒などの、高度で人間的な働きをつかさどっています。人間を人間たらしめ、文明や文化を生みだした脳と言えます。

面白いことにそこには、快楽物質ドーパミンの分泌によって快感を生じさせる、興奮系のA10神経が広く分布しています。快感という報酬を得るために、人類は懸命に前頭葉を使ってきた。それが、前頭連合野を発達させる原因になったと考える学者もいます。

A10神経の正式な名称は「中脳皮質ドーパミン作動性神経」と言い、その出発点となる神経核があるのは脳幹の中脳ですが、そこにはA10神経の他にも、ドーパミン系の神経核がたくさん集まっています。一方、こうした興奮系の神経だけでは、人間はハイになったままですから、それとバランスが取れるようにセロトニンなど、抑

【図5・大脳新皮質の役割分担】

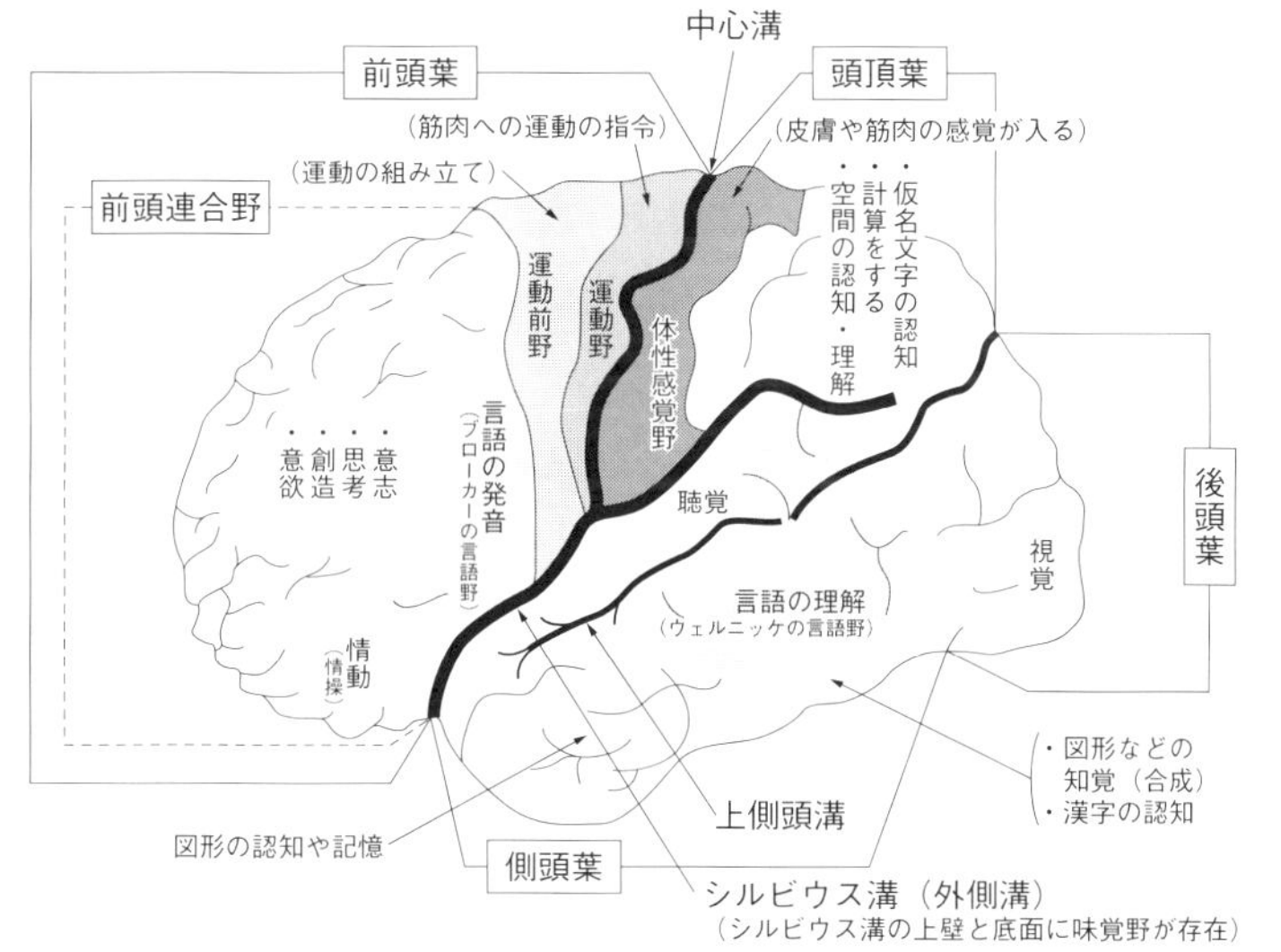

（信濃毎日新聞社編『脳　小宇宙への旅』紀伊國屋書店をもとに作成）

制系の伝達物質を分泌する神経も存在します。

これらの神経には、オートレセプターと言われる受容体がついています。つまり、ドーパミンやセロトニンが過剰に分泌されると、それをオートレセプターがキャッチし、その分泌を抑えるように働く、フィードバックの情報回路があるのです。こうした仕組みによって、脳の興奮と鎮静のあいだに自然な揺らぎがつくりだされます。

ところが、大脳新皮質の前頭葉（前頭連合野）に向かうA10神経だけは、なぜかこのオートレセプターが欠けています。言い換えれば、フィードバックによる調整が効きません。揺らぎが起こりにくく、活性化と興奮に偏りやすい。報酬としてのドーパミンが前頭葉発達の原動力となったと推測する学者の一人、大木幸介博士はこう述べています。

「人間の前頭連合野では、A10神経がオートレセプターを欠いて、負のフィードバックが効かないために過剰活動が起こり、その過剰活動の結果、試行錯誤によって創造性が発揮されるのだろう」

この過剰活動が諸刃の剣となることは言うまでもありません。一方では創造性をもたらしますが、同時に精神の偏りと極端を生みだすことになります。たとえば、幻覚や妄想、思考障害などの症状を持つ精神分裂病は、ドーパミンの過剰分泌が原因と言われ、治療には脳内のドーパミン量を減少させる薬が用いられます。大木博士は、ドーパミンの過剰が創造性に結びつく例として、天才的な学者や芸術家には分裂病や分裂気質が多いことを指摘しています。

この説によれば、いのちの自然状態から人類を追放し、文明を築かせ、発展させてきたのは大脳における、いわばホメオスターシスの破綻だったことになります。とどまることを知らない科学の進歩や、科学文明の発展をみると、そこには確かにオートレセプターが欠けている気がしないでもありません。発展に歯止めがなく、私たちの生活もますますハイ・テンションのドーパミン型になっています。

二〇年前三〇年前と比べても、リラックスとか寛ぎが生活の中から失われているように感じるのは、世の中全体が高エネルギー状態化しているからでしょう。個性や創造性という大脳的価値が求められ、「より〜」「もっと〜」という未来観に突き動かされる。そんな中では、私たちの心も体も絶えず緊張を強いられています。

さて、話を最初に戻しましょう。

バランスセラピーの〝バランス〟には、このように私たちの社会では失われがちな揺らぎ、自然性を取り戻すという意味が込められています。文明を離れ、先に紹介したアメリカ原住民のような生活に戻ろう——というのではむろんありません。私たちの身体に宿っている自然性、脳幹のホメオスターシスを健全に機能させようということです。ホメオスターシスが健全に機能しているところに、心と体の健康が存在します。

一方、「療法」と訳されるセラピーという言葉の語源は、旧約聖書に出てくるセラフィムで、神のかたわらにいる最上位の天使の名前です。それでこの言葉は、自然界に宿る神秘的な力というニュアンスを持っています。同時にそれが人間を保護し、加護する力であることから、私たちを育み成長させる方法という意味を込めて、「バランスセラピー」という名称を用いました。

バランスセラピーは単なるケアではありません。生涯学習モデルとして、私はそれを位置づけています。ストレスというワナを上手に避けて人生の諸問題を乗り越え、自己を実現していくには、人間的な成長が不可欠だからです。

つまりリラックスしようと思っても、人はリラックスできるわけではない。リラクセーションには、心の成長＝学習が必要なのです。

危うい心のバランス

少年による凶悪犯罪が相次いでいます。事件があるたびに、凶悪犯罪を起こすような、〝異常な〟子どもを育てた家庭に好奇の目が向けられます。しかしどんな問題でも、背景には必ずストレスが関与しているという、バランスセラピーの考え方からすれば、その少年たちは異常なのでも特殊なのでもありません。実際、マスコミ報道を通して私たちが知るのは、ごくありふれた子どもの姿であり、どこにでもある平凡な家庭です。

現代人の心は、非常に危ういバランスの上に立っていることを忘れるべきではないでしょう。大脳辺縁系の情動や感情は、ちょっと油断すると暴れだし、アッと言う間に理性を呑み込んでしまいます。オートレセプターのない前頭葉の活動は、歯止めが効かなくなりやすく、ときに非現実的な夢や妄想に人を駆り立てます。それを抑制している神経伝達物質のセロトニンも、その分泌が増えすぎると今度は鬱病などの原因に変わります。

そんな危うい土台の上で人の心は、かろうじてバランスを保っています。思春期の子どもはもちろん、おとなでもわずかなストレスによってそのバランスが崩壊します。だからこそストレスの悪影響をできるだけ小さくしようと、人間は努力してきました。言い換えれば、昔からさまざまなリラクセーションが工夫されてきたのです。ヨーガや体操のような、身体面からのリラクセーションもあります。また、どんな社会にも必ず存在する最高のリラクセーションは信仰でした。信じる者の絶対的な救いを保証する神仏に、癒しを求める人はいまも少なくありません。道徳や生活倫理も、人間の思考と行動に一定の規範を与えることで、ストレスの回避に役立ってきました。そのような「心のスキル」を失うとき、人はストレスの荒海に投げ込まれることになります。

余談になりますが、私は月に二度面接委員として矯正教育の場で話をする機会をもらっています。そこに集まっているのは一四歳から一九歳までの少年たちですが、彼らを前にして、「心を入れ換えなさい」というような話は意味がありません。これまで述べてきたように、心を変えるほど困難なことはないからです。

私が話すのは、人に好感を持たれる話し方であるとか、世の中ではどんな礼儀が必要になるかといった実用的な話です。つまらないと思われるかもしれませんが、熱心に耳を傾けてくれる少年が少なくありません。社会に出たら、世の中に受け入れられたいという気持ちが強いからでしょう。質問も意外なほどたくさん出ます。その真剣な目を見るたびに、そうした基本的なスキルさえ身につけずに育ってしまった彼らは、さぞかし多くのストレスを抱えざるを得なかっただろうと想像するのです。

人生の諸問題を乗り越える「心のスキル」

セリエのストレス学説では、ストレッサーとストレスの関係はきわめて機械的でした。配偶者の死は一〇〇ポイント、離婚七三ポイント、退職四五ポイントと、機械的に分類するホームズとレイのストレス度表もあまりにも単純です。

しかし最近は、ストレスの発生には心理的な過程が介在することが認められるようになっています。同じように上司に叱られても、生じるストレスは人それぞれです。「なぜおれが怒られるんだ」と思う人と、「自分が悪かったのだから叱られるのは当然だ。この悔しさを今後の教訓としよう」と考える人では、体験するストレスはまるで違うはずです。ストレッサーに対する認知や評価の仕方によって、ストレス反応が違ってくるのです。

J・メイソンは、ストレッサーをどう評価するかによって、アドレナリンやノルアドレナリンの分泌、副腎皮質のグルココルチコイドの分泌まで、そのパターンが異なったものになることを明らかにしています。

私が「心のスキル」と呼ぶのは、同じストレス源を体験しても、それによるストレスをできるだけ無害化する技術です。

◎人間関係

私たちにとって、人間関係は最大のストレッサーです。いじめもそうですが、とくに嫌ったり、嫌われたりする心理的葛藤が大きなストレッサーになるケースが少なくありません。日本健康づくり財団のアンケート調査では、「人間関係」は「仕事」に次いで、日本人が感じやすいストレスにランクされています。実際、対人関係で悩んだことが一度もない人はまずいないでしょう。いたとしたら、それは過剰適応か、無自覚的な不適応のいずれかで、そのどちらも非常に大きなストレスを抱え込みやすいタイプと言えます。

自分の嫌いな人や自分を嫌う人が、誰のまわりにも必ず一人か二人はいます。それもなぜか大嫌いな人ほど、自分のすぐ近くにいるものです。身近なほど互いの欠点が目につくから当然だと思われがちですが、じつは違います。身近な人は好きにならなければいけない。そういう思いが、余計に嫌いな気持ちを募らせ、また嫌われる悩みを大きくしています。

ストレッサーに対する否定的評価は、ストレスを増大させる傾向があります。そして、その否定的評価の多くは、「〜でなければならない」という形を取ります。「〜でなければならない」、これは前頭葉的な理想主義です。しかしその理想主義が、オートレセプターを欠いたまま、現実を無視して暴走するときが一番危険であることは、人々の正常な思考力や判断力を失わせてしまうという、ストレスに特徴的な結果を招いたナチズムや、ソ連型社会主義の失敗を見るとよくわかるでしょう。

小学校や幼稚園では、「みんな仲良く」とか「みんなとお友だちになりましょう」という指導がおこなうところも多いようです。ストレス学の観点から言うと、そうした理想主義には賛成できません。人間の心には好きと嫌いの両極があり、そのあいだで感情は揺れ動いています。〝好き〟だけを肯定し、〝嫌い〟という感情を排斥するのはすでに不自然です。

私の嫌いな人がいてもいいし、私を嫌う人がいてもいい。そう考えられたら人間関係のストレスは、その大半がなくなるのではないでしょうか。少なくとも好きになろう、好かれようと努力して、ますますストレスを高じさせる愚を避けることができます。

◎病気

病気はつらいものと決まっています。しかし無益なものではありません。なぜなら治癒があるのも、病気が存在しているおかげです。

病のない世界を想像すると、そのことがよくわかります。そこではどんなに暴飲暴食しても胃腸は壊れない。運動不足もカロリーの過剰摂取も、成人病に結びつく気づかいがまったくない。徹夜続きで疲労困憊しているのにダウンしない。ストレスがどれほど蓄積しても鬱状態になったり、体に不調が出てくることはない……。

こんなふうに想像してみると、そこには何かが不足していると感じられます。奇妙なことに、欠けているのは癒しのイメージです。病のない世界であるにもかかわらず、治癒が欠落している。もともと病は存在しないのですから、欠けているのは病気からの治癒ではないはずです。では、何からの治癒が欠けているのでしょう。

生活習慣の間違い、その背後にある心のあり方、あるいは無理な生き方。そうしたものからの治癒の可能性が、そこでは奪われているように感じられます。WHOの次のような定義を踏まえて、健康への可能性が奪われていると言い換えてもいいでしょう。

「健康とは肉体的にも精神的にも社会的にも申し分のない状態である」

病気は治癒と健康をもたらす――決して逆説ではありません。

最近のストレス学は、ストレッサーに対する認知評価によって、ストレスの現れ方に違いが出てくると教えています。これは病気の場合にも言えることです。自分の病気に対する否定的評価はストレスを増幅し、体の状態をいっそう悪化させると考えられます。

しかし病気が治癒をもたらすという仮説が正しいなら、病に対する評価は変わります。「病気になってよかった」と、プラスに考えようというのではありません。治癒について体の内側から語りかけてくる、その声に耳を澄まそうということです。

というのも心身に故障が起こるのは、ホメオスターシスの復元力が衰えるときです。ホメオスターシスの揺らぎを止めてしまうような無理が、どこかに存在しています。心のあり方や生き方、それとも生活習慣に何かの無理がある。どこかが偏ったり、極端になったり、ありのままでなくなっていると教えてくれるのが病気です。

バランスセラピー学では病気を、身体つまり私たちの潜在意識が、意識に向かって発するメッセージであると考えます。自分の潜在意識の声にしっかり耳を澄ます人が、病気を肯定的に受け止め、それを生活や人生の転機とすることができるのです。

たとえば、人気推理小説家の夏樹静子さんは、数年前にひどい腰痛を患いましたが、その体験によって仕事や

【表4・病気と心の相関関係】

頭痛	自己批判	肥満	保護されたい
消化不良	不安、心配	拒食過食	自己嫌悪、逃避
不眠症	恐れ、不平不満	猫背、そく湾	人生の重荷
捻挫	ある方向へは進みたくない	腰痛	精神的疲労、支えが欲しい
首、肩コリ	頑固で柔軟性に欠ける	便秘	こだわり、悩み
耳鳴り	聞きたくないことがある	咳	緊張、不快
慢性病	未来に対する不安	高血圧	精神的緊張
更年期障害	自分が必要とされていない	低血圧	無気力
関節炎	過去を後悔する、他人批判	気管支炎、	争いの環境
胃炎	受け入れられない		

人生から逃げようとしている自分に気づいたと言います。作家の水上勉さんは、心筋梗塞で心臓の三分の二を切除する手術を受けたとき、自分を棄てなければならないところまで追い込まれ、はじめて道元の説いた「放下」の意味がわかった、というようなことを書かれていました。

私たちの身近にも重大な病を得たことで、潜在意識のメッセージに真剣に耳を傾け、ひと回りもふた回りも人間的に成長したという人はたくさんいます。

潜在意識のメッセージを聞き取るヒントとして、心のあり方と体の相関関係を表にまとめてみました。統計的にこうした傾向が指摘できるということです。また、最近のアメリカの疫学的研究は、心筋梗塞や狭心症などの虚血性心臓病になりやすいタイプとして、エリート・ビジネスマンによく見られる、責任感の強い猪突猛進型を挙げ、「タイプA」と名付けています。また、癌になりやすい「タイプC」として、がまん強く、自分を犠牲にしてでもまわりのために尽くすような行動パターンを挙げています。

病気はそうした生き方に軌道修正を求めています。

◎衰え

山登りで転落事故が多いのは、登るときより、降りるときだと言われます。直立二足歩行という人間の歩き方が、そもそも下りに向いていないのかもしれません。四つ足で飛ぶように崖を降りる動物園のサルを見ると、そんな気がします。人間は、異常に大きく発達した頭を持っているので、下り坂では、手（前足）をついて体を支えられません。足（後ろ足）だけでは、どうしても全身のバランスが悪くなる。しかも目の位置が高いところにあるので遠くを眺めることはできますが、足元はよく見えません。

人類が獲得した直立歩行は、私たちの祖先の脳に、それまでとは別種の刺激を与えることになりました。地面から解放された手のまったく新しい運動が、大脳新皮質とりわけ前頭葉の発達を促したと考えられています。

直立歩行によって大きく発達した前頭葉の前頭連合野に広く分布しているのは、オートレセプターを欠いた興奮系の神経です。そのドーパミン的高揚をモチベーションとして生みだされたのが、人間の高度な精神活動だとすれば、私たちの精神も直立歩行と無関係ではないでしょう。

たとえば、どこまでも突き進み、歩みを止めようとしない科学技術。飽くことなく追求される可能性や創造性。歯止めのかかりにくい前頭連合野の活動には、登ることは得意でも降りることは苦手な身体的構造が、そのまま反映しているように思えます。

人は、しばしば人生を山登りにたとえます。「人生は登ろうとする」と言ったのはニーチェでした。「人生は登ろうとする。登りながら自己を克服しようとするのである」と、人間の意志の力を重んじた哲学者は言っています。

険しい山道を黙々と行く登山者は、自分の夢や目標に向かって懸命に努力し続ける人の姿に重なります。ただ現実の山登りには頂上があり、そこから先は必ず下り坂になります。ところが、私たちのイメージする人生の坂道は、なぜかいつも登りです。常に〝よりよい〟ものを目指すのが大脳新皮質ですが、新皮質の上昇指向は、図6のようにどこまでも登り続けようとします。

しかしそうした直線的な生き方を許さないのが、生物の自然法則です。次のグラフにあるように、生物の自然法則性は必ず放物線を描きます。勢いよく投げられたボールが、やがてスピードを失い、地面に落ちる。人間で言えば二〇歳あたりを頂点として、上昇から下降に転じ、体も脳も次第に衰えていきます。この二つの線のくい違いが、人生の後半にさまざまなストレッサーをもたらすことになります。

【図6・上昇指向の傾向】

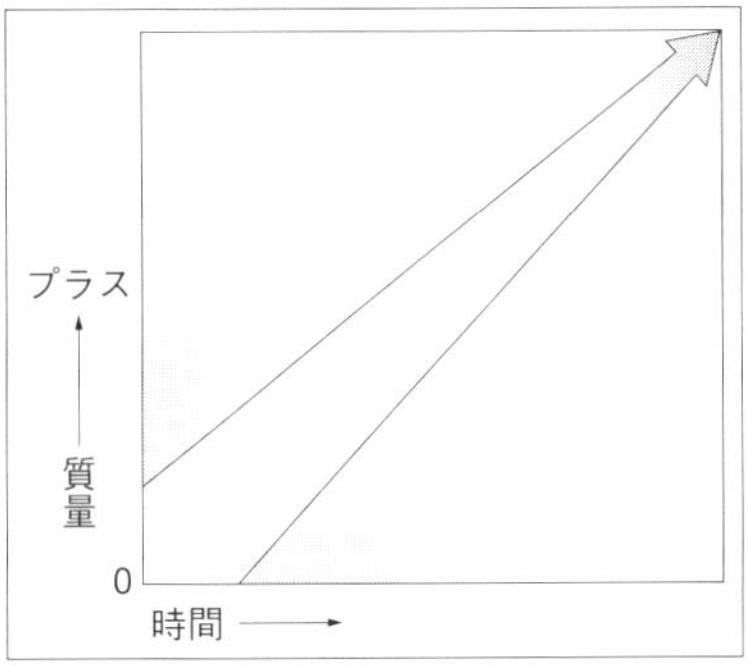

たとえばその典型が、中高年のサラリーマンに多い退職ノイローゼ、あるいは退職後ノイローゼです。仕事を失う淋しさや不安、それまで帰属していた組織を離れる孤独感、あるいは願望を達成できなかったという挫折感などに襲われ、なかには深刻な事態に立ち至るケースも少なくありません。若いときから一筋に目指してきた、仕事の成功や活躍、称賛、昇進という、上昇指向的な価値を突然奪われる。ノイローゼになるのが、むしろ当然かもしれません。何十年も必死でかきたててきた高エネルギーが、その対象を失うのですから心にも体にも変調が現れます。

人間は、大脳を興奮させる上昇指向的価値観を抱くことは得意です。資

【図7・生命の自然法則性は放物線を描く】

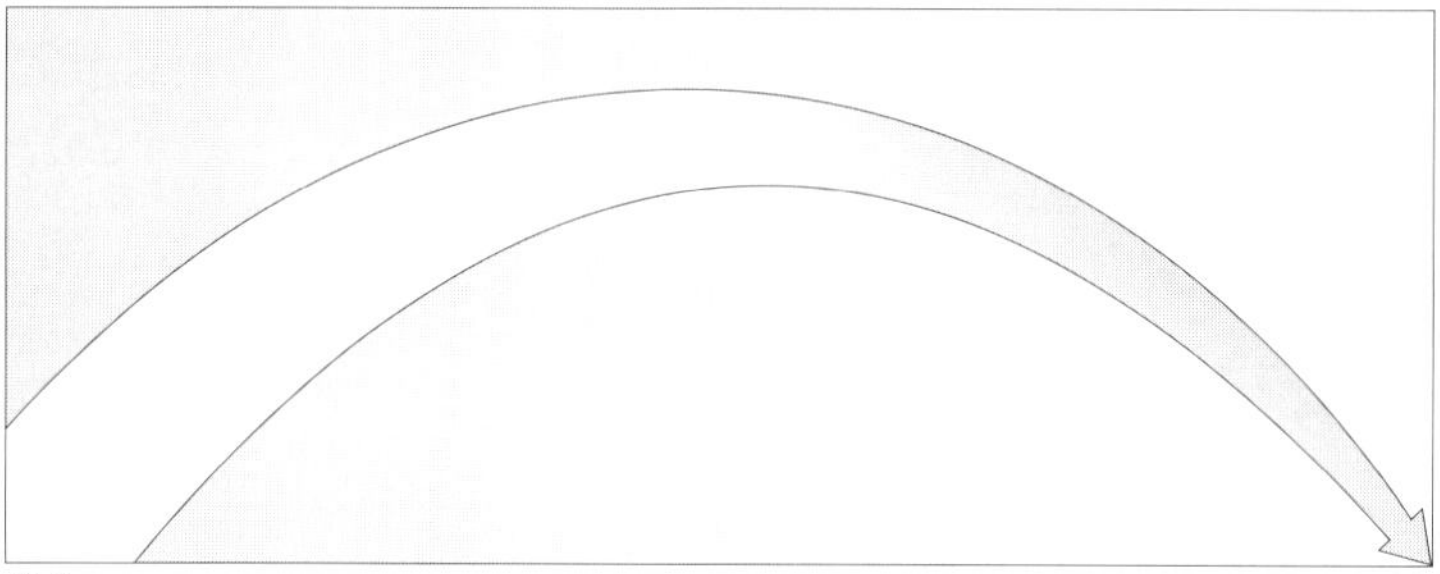

本主義という徹底して大脳的な社会で生きているかぎり、それは大きな意味を持ちます。生き甲斐として役立ちます。しかし私たちの体は、いつまでも上昇するわけにいきません。年をとり、体力も気力も衰えてくる。だんだん病気も出てくる。仕事の成功や活躍を目指すような、それまでの生き方ではこうした変化を素直に受け入れられません。

年をとるのが怖い。退職が恐ろしい。これから何を生き甲斐として、生きていったらいいかわからない……。上昇指向的な価値観だけでは生きられなくなるのです。

ですからそれまでに、さまざまな価値観を育てる努力が大切なのです。定年になったから、このあたりで一つものの考え方や感じ方を変えてみようと思っても、急には変わりません。闘争のなかでつかみ取る大脳的な価値だけでなく、リラックスや寛ぎ、親しみのなかに生まれるような、脳幹的価値を普段から大事にしていくことが必要になります。

◎トラブルの原因

家庭内暴力に走る子どもは、必ずと言っていいほど、「おれがこうなったのはお前のせいだ」という言葉を親にぶつけるそうです。その言葉にも、一片の真実が含まれているかもしれません。しかし私たちはそれを聞いて、「救われないな」と思います。自分の現状を親のせいにしているあいだは、更生できない。なぜなら他人のせいにし、他人を責める被害者は、自己決定性を奪われ、いつまでも自分を成長させることができません。

おとなでも、こうした子どもと同じような発想の人がじつは少なくありません。職場では上司や同僚のせいだと考え、家に帰ると妻や夫、あるいは舅や姑が悪いと思う。なかには運命や運勢、名前の字画とか宿星のせいにしたり、霊の祟りが原因であると考える人もいます。しかしそのような受け止め方はストレスを増幅し、苦しさを募らせることにしかなりません。

仏教でいう「苦」とは、思いどおりにならないことだと述べました。他人、自分以外の何か、それらは決して自分の思いどおりにならないものです。そうしたものに原因を求めるのでなく、自分に原因があると考えるとき、私たちは自己決定性を取り戻し、はじめて事態を打開する可能性を手にします。

たとえば、高血圧という病気を誰かのせいにしても、血圧はコントロールできません。塩分の摂取過剰や運動不足、すぐカッカする短気な性格など、自分のせいであると考えることによって血圧コントロールは可能になるのでしょう。

久留米大医学部の田中正敏教授は、ネズミを用いた興味深い実験をおこないました。AB二匹のネズミを一匹ずつ小さな箱に入れ、シッポにつけた電極から電撃ストレスを加えます。ネズミAの箱には小さな円盤があり、ネズミAがそれを押し下げると電撃は止まる仕組みになっています。ネズミBの箱にも円盤がついていますが、こちらは押しても電流をカットできません。そのかわりネズミAが円盤を操作し、ネズミAの電撃が止まると、一緒にネズミBのほうも電撃ストレスがなくなるようにつくられています。

つまりネズミAは、自分でストレスをコントロールできますが、ネズミAに依存しているネズミBのほうは、自分の力ではコントロールできません。二匹のネズミの脳を調べてみると、ストレスの指標となるノルアドレナリンの分泌は、ネズミBのほうがはるかに多いことがわかりました。自分でコントロールできない、言い換えれば、思いどおりにならないほど「苦」は重症化します。

何かの状況を他人のせいにするとき、その立場はネズミBと同じです。他人に依存しているがゆえに、ストレスに対するコントロール能力を失っています。

仕事がうまく運ばないのは上司の無能が原因だ。そう思う人は、上司の能力がアップするか別の上司と代わるまで、大きなストレスにさらされることになるでしょう。どちらも自分の裁量の範囲ではない、つまり自分の能力のおよばないものだからです。

目の前の現実は、すべて自分の責任である。そうした事態の引き受けが、ストレスの猛威から自分を守ると同時に、現実を変革するカギになるだろうと思います。現実を引き受けるという自己責任を放棄すれば、事態をコントロールする能力をなくし、ネズミBと同様の受動的な依存の中に落ち込みます。そのようにして、主体的な自己決定性を喪失したところに、「病」が発生してくるのです。

◎問題の解決

問題を解決するより、問題のなかで生きる術を学ぶことが大切なのではないか。これまで、何度もそう述べてきました。ストレッサーをなくそうとするより、ストレッサーとともに生きることを考えるほうがストレスは少ない。そう言い換えることも可能です。

たとえば、人間関係のトラブルを見ても解決できないものがほとんどです。嫁と姑の不仲にしても、ハッピーエンドはドラマの中だけでしょう。解決などあり得ないと思うほうが、おそらく正しいでしょう。ところが、よりよい状態を目指す大脳は、「家族は仲良くあるべきだ」という理想の下に、何とか問題を解決しようとします。そのような理想主義がストレスをさらに強めることになるのは、すでに見てきた通りです。

最近私の子どもが、どこからか子イヌを拾ってきました。かわいい子イヌが四匹、それを抱きながら、「かわいそうだから家で飼って」と哀願するのです。しかしいろいろな事情があり、飼うわけにいきません。捨てられていた場所に戻してくるように言いました。このままでは死んでしまうかもしれない、かわいそうな子イヌをなぜ助けてあげないのか——。さんざん泣かれましたが、理想主義や正義感では解決できない問題もあることを、子どもに教えるにはじつにいい機会だったと思います。

もしこのイヌを飼っても、また別の子イヌに出会うでしょう。すべての子イヌ、かわいそうな動物を救うことは不可能です。としたら救えないという事実を認め、そのことの意味を考えるほうがはるかに大切であると思います。

「何でも解決できるはずだ」「必ずいい解決法があるに違いない」という、大脳を過信した理想主義が始まったのはそう古いことではありません。科学万能が信じられるようになった近代以降のことでしょう。近代以前には、この世での解決などあり得ないと宗教が教えていました。ほとんどの宗教は問題を解決するより、問題のなかで生きるところにこそ心の安らぎがあると断言しています。キリスト教でも仏教でも、そこで説かれているのは「受容＝受け入れる」という心のスキルです。

死ぬ瞬間

老病死は、誰も避けられない人生の定めです。生活上のさまざまな出来事を挙げてストレス度を調べた、ホームズとレイの表には出ていませんが、人間にとって最大のストレッサーは、老病死の三つであると言っていいでしょう。

シカゴ大学精神医学部の教授だったキューブラー・ロスは、癌などで死を宣告された末期患者二〇〇人以上にインタヴューし、死を前にした人間がいかに死と向き合うかを調査して、一冊の本を著しました。『On Death and Dying（邦訳「死ぬ瞬間」）』と題されたその本によると、人は五つの段階を経て、最後には身近に迫った死を静かに受け入れる心境に到達するそうです。

第一段階～否認

「診断が間違っている」「私が末期疾患であるはずがない」。どの患者も、最初は医師に告げられた現実を否認しようとします。

第二段階～怒り

否認という第一段階を維持できなくなると、怒りや憤り、羨望、恨みなどの感情が湧いてきます。そうした感情はしばしばまわりの人間に向けられ、その結果として孤立を招くケースも少なくないことをロスは報告しています。

第三段階～取り引き

驚くほど多くの患者が、多少の延命と交換に〝神に生涯を捧げる〟〝教会への奉仕に一生を捧げる〟という約束をしていたとロスは書いています。「いい子になるから、あれを買って」とねだる子どもと同じですが、これは死を先延ばししようとするあがきと考えられます。

第四段階～抑鬱

やがて手術や体の衰弱によって、末期患者は自分の現実と向き合うことを余儀なくされます。大きなものを失ったという喪失感に襲われる段階です。この抑鬱についてロスは、「末期患者が世界との訣別を覚悟するために経験しなければならない準備的悲嘆である」と語っています。

第五段階～受容

死を受け入れる最後の段階を、ロスは次のように描きます。

「もし患者に十分の時間があり(突然の、予期しない死ではなくて)、そして前にのべたいくつかの段階を通るのに若干の助けが得られれば、かれは自分の〝運命〟について抑鬱もなく怒りも覚えないある段階に達する。(中略)それはあたかも、痛みは去り、闘争は終わり、ある患者がいったように、〝長い旅行の前の最後の休息〟のための時が来たかのようである」

キューブラー・ロスは、死にゆく人々との対話から、人はいくつかの段階を経て自分の死という、受け入れがたい事実を受容することを見いだしました。けれど、はたしてどれだけの人が、そのような段階まで到達できるのか。末期癌を宣告される立場に自分を置いてみると、そこまで行き着ける自信はとてもありません。しかしインタヴューした二〇〇人以上の患者のほとんどは、〝平和と威厳〟のうちに死んだとロスは報告しています。私たちにとって死は、受け入れざるを得ないほど、強大で圧倒的なストレッサーなのだと言えるかもしれません。しかし〝休息〟という言葉が暗示するように、いったん受容すれば、そこにはむしろリラックスが生まれます。

避けることのできない死は、どんなにイヤでもいずれ受け入れざるを得ません。逆に言えば、受容することで人は、耐えがたい死にさえ耐えられる。そこから私たちは、ストレッサーに対処する心のスキルを学ぶことができます。

第三の選択

すでにお話ししたようにストレスの発生は、敵と遭遇したときの「闘争」あるいは「逃走」の身構えに、その元型がありました。ストレッサーを敵と見なし、それと闘うか、そこから逃げるか。そのときに必要となる激しい筋肉運動のために、体全体に高エネルギー状態をつくりだすというのがストレスの原理です。

私たちが体験する精神的心理的なストレスも、この原理に従って生じます。仕事でも人間関係でも、あるいは子育てや健康の問題も、それを〝敵〟と見なしたときに人の体は強いストレス反応を引き起こすのです。仕事がストレス源になるのは、無意識的に仕事を自分の敵と見なしているときです。ライオンと出くわしたシマウマと同じです。「必死で闘おう」あるいは「どうにかして逃げ出そう」。困難な敵、手ごわい敵と認知するほど、生じるストレス反応も大きくなり、長く続くことになります。

考えてみると私たちは、じつにさまざまなものを敵と認知しています。難しい仕事や好きになれない友人はもちろん、ときにはわが子さえ敵と見なすことがあるのは、子育てのストレスが高じたときに現れる暴力性によっても明らかです。

敵と出会ったときは、闘うか逃げるかしかない。これは自己防衛という本能的レベルでの選択ですから、人間もそこから自由にはなれません。しかし私たちには、もう一つの選択が許されています。最近のストレス学によれば、引き起こされるストレスは、ストレッサーをどのように認知するかで大きく違ってきます。そして、その認知は、私たちのものの見方・考え方によって変わり得るのです。つまり人生で出会うさまざまな問題や困難を、自分の敵と認知しないことで、「闘争」とも「逃走」とも違う、第三の道を選択することができるはずです。自分を害する敵ではなく、自分にとって必要なもの、有益なものと認知する。それが受け入れるということ、受容ということです。

多くの宗教が「許し」や「感謝」という心のスキルを重視するのも、それによって人やものごとを受容しやすくなるからです。天国や極楽浄土における救いも、過酷な現実を耐えることが、自分に有益であると納得するための技法と言えるでしょう。

そうした宗教的な技法はもはや今日、力を失ってしまったように見えます。しかし根源的な構造は、それほど変わっていないに違いありません。「天国」「極楽」あるいは「さとり」という、具体的なエピソードは確かに違いますが、そこに人々が求めたものは「自己実現」であったはずです。ただ、今日とは比較にならない過酷な現実は、あの世というネガの世界にしか、その可能性を許しませんでした。

昔の人があの世に求めたものと、自分らしく生きたいと思う私たちの気持ちと、それほどかけ離れているようには思いません。

自己実現のために、自己防衛という野性を飼い馴らし、コントロールしながら、第三の人間的選択である受容を選びとっていく。「許し」とか「感謝」という、現代では忘れられがちな心のスキルも、そこに新しく蘇る要素があるような気がします。

真の「脱力」を目指して

ストレスは、身構えの姿勢から生まれます。身体的な身構えも、精神的な身構えも、私たちの心身に高エネルギー状態をつくりだします。逆に言えば、体や心が身構えているときは何ものも受容できないということです。受容に必要なのはリラクセーション、脱力です。人を抱きしめるときと同様、力を抜かなければ上手に受け入れられません。

脱力感という言葉があるからでしょう、脱力はしばしば無気力と混同されます。脱力やリラクセーションもいいけれど、それではいい仕事もできないし、困難を克服することなど無理ではないかと、以前はよく言われました。何かを成し遂げるには闘わなければならない、苦しむ必要があると多くの人が思い込んでいます。しかし、無我夢中とか集中力と言われるものは、ストレスによる高エネルギー状態とは異質なものです。むしろものごとに集中するほど、内部環境は脳幹的な静寂に満たされていきます。

たとえば、坐禅で深い瞑想状態に入ると血圧は下がり、呼吸は緩やかになり、脈拍も減少します。末梢血管が開き、皮膚温が多少上昇する。これはリラクセーションに特有の生理的変化ですが、仕事などで集中するときも同じパターンの変化が起こります。

NHKの「驚異の小宇宙　人体」というシリーズで、こんな実験がおこなわれました。心臓手術に臨む外科医の胸に小型マイクをつけ、その心音から、緊張時の生理的変化を調べようというものです。人工弁の取り替えとバイパス手術を同時におこなう、極めて難度の高い手術でした。手術前、心音は次第に高まり、大手術に臨む外科医の緊張をうかがわせます。ところが、メスをとって、それを患者の胸に当てたその瞬間から、心拍は緩やかなペースに変わったのです。それが集中です。調べてみれば、ストレス状態で高まった血圧もおそらく低下し、皮膚温も上昇していたに違いありません。

集中はリラクセーション、つまり脱力なしには不可能です。闘争心をかきたてることで実力を発揮できると、私たちは考えがちです。しかしその闘争心が緊張を高め、ストレス状態をつくるのであれば、むしろ逆効果にしかなりません。受け入れ、脱力するほうが、私たちはよく〝戦える〟ことをこの実験は教えています。

しかしまた、受容ほど難しいものはないのも事実です。キューブラー・ロスが分析した、死の受容に至る四段階は、受容がいかに困難であるかを示しています。受け入れるしかないとわかっていても、それができない。五つの段階を経て、いくつもの心の状態を経験して、ようやく受容を手にすることができるのでしょう。これは、死だけでなくあらゆるストレッサーの受け入れについて言えることです。

なぜなら、「イヤだ」「苦しい」「怖い」「つらい」「逃げたい」「憎い」「悲しい」「悔しい」などという感情や、さまざまな情動は大脳辺縁系に由来するからです。大脳辺縁系は、理性をつかさどる大脳新皮質の下に位置し、より生命の根源に近いところにあるため、その力も強大です。感情と理性がぶつかれば、感情が勝つようにできています。

ですから夫にやさしくしたいと思うのに、顔を見るとつい憎まれ口をきいてしまう。失恋という事実を、いつまでも受け入れられない。冷静にスピーチしようと思うのに、人前に立つとたちまちあがってしまうというようなことも起きてきます。

受容、受け入れは、ストレスをためずに生活する心の脱力法です。しかしそうした新皮質による対処法を越えて、否応なくたまってしまうストレス。それを身体の側から、筋肉を通して解消していくのがホメオストレッチという脱力法です。

次の章では、ホメオストレッチについてお話しします。

第6章◎よりよく生きるための体のスキル

BALANCE THERAPY

大脳的世界

最近、「心身一如」とか「心身相関」という言葉に頻繁に出会うようになりました。心身症のような病気のメカニズムが明らかになり、従来の西洋医学のように、心と切り離した体を対象にするだけではすまなくなった。心と体のかかわりに医学的な関心が向き、人々の関心もそこに集まっているということでしょう。しかしそのかかわりは、必ずしも〝相関〟ではありません。取り上げられるのは主として〝心→身〟、つまり心が体におよぼす影響で、〝身→心〟の関係への注目度はいまも高いとは言えません。

たとえて言えば、東京から地方へ伝播する都市的な文化は関心を呼ぶけれど、地方から中央へ入ってくる文化は興味を引かないのと似ています。都市も心も、ともにエピソードに満ちた大脳的世界です。

精神活動（意識）を営む大脳は、私という人間が生きている世界の真ん中に自分を置き、中心のほうが周辺より重要であると私たちに思い込ませようとします。体のあちこちに「神経節」と言われる小さな脳があるタコやイカなら、まったく別の思考パターンがあるかもしれません。しかし脳が一つに集中し、神経細胞の巨大な塊をつくり、それが全身をコントロールしているような身体構造では、重要なのは中心であり、支配力や影響力も中心から周辺へ及ぶと考えるほうがピッタリくるのでしょう。

心身相関と言われながら、〝心→身〟の流れのほうが強調されるのをみると、そんなことをつい考えてしまいます。しかし私たちは体験的に、〝身→心〟の作用をよく知っています。そして、無意識のうちにその作用を利用しています。

たとえば、緊張を強いられる場面で私たちは深呼吸します。大きく息を吸って、ゆっくりと吐き出す。そんなことで、不思議と落ち着きを取り戻すことができます。息を吐き出すことで肩や胸、腹部の筋肉に脱力が起こり、それが心の緊張を解きほぐしてくれるのです。同じように心配や不安があると、人は知らず知らずため息をつきます。まわりにはあまりいい印象を与えませんが、これも息を吐き出すことで脱力しよう、ストレスを軽減しようという、無意識的なリラクセーションです。

「不安な心はリラックスした体に宿ることはできない」というジェイコブソンの言葉を紹介しましたが、身体の脱力は心の脱力をもたらします。

逆に、手を思い切り握りしめてください。ついでに歯もギュッと食いしばってみると、よくわかります。なんだか攻撃的な気分になってきます。筋肉の緊張が心の緊張、言い換えれば脳の緊張を生みだそうとしているのです。なぜこのようなことが起こるかと言えば、筋肉と脳は神経によって一つに繋がっているからです。というよりも脳と筋肉は、長く伸びた一本の神経の両端であると考えられます。

体から心を癒す

【ケース6】

パニック障害（不安神経症）のある二〇代の女性。二年以上前から病院に通い、精神安定剤を服用している。ときどき不安や抑鬱の発作があり、電車に乗れないなどパニック障害特有の症状が見られる。身体症状としては、過敏性大腸、不整脈、肩こり、頭痛。アローバランスグラフによるストレス指数は、レッドゾーンにあたる九ポイントだった。

現在までに四回のカウンセリングとホメオストレッチをおこなっている。その経過を追ってみると――

初回／表情が暗く、声に元気がない。親への不信感、きょうだいに対するコンプレックスの強いことがその話からうかがえる。また、「仕事が面白くない」「勤めをやめたい」「生きたくない」など、ネガティブな話題に終始する。ホメオストレッチのあとは、すっきりした顔になり、気持ちがラクになったと語る。

2回目／ホメオストレッチのあとに、笑顔が出る。

3回目／楽しそうに家族の話をする。

4回目／現在の自分の気持ちを次のように語った。

「晴れた日は嫌いだったが、いまは青空が気持ちいい。仕事にも積極的になれる」

【表５・パニック障害の女性（28歳）の変化】

	ホメオストレッチを受ける前	ホメオストレッチを受けた後
表情	硬い、暗い	明るい、優しい笑顔
行動	消極的	積極的
感情	不安、心配	安心、穏やか
身体	こわばり、筋緊張	柔軟性、弾力性
食欲	少食	旺盛（外食ができる）
睡眠	眠れない	よく眠れる
言語	乱暴	丁寧
目標	意欲がない	明確な目標を持つ

「職場で苦手な人と話をしても、気にならなくなった」
「両親にやしさく接している自分に気づいた」
「乗れなかった電車に、乗ることができた」
「二年ぶりにパーマをかけた。二年前はパニック障害の発作が起きそうで、命懸けであったが、今回は何事もなかったのが嬉しい」

これは、佐世保市の横山俊子さんが、「ホメオストレッチによる行動変容改善効果の検討」と題した論文で報告している事例の一つです。

表に示してあるのは、この女性のホメオストレッチを受ける前と受けた後の違いを、横山さんが観察し、まとめたものです。

あとで説明するようにホメオストレッチ（筋肉応用覚醒伸展法）には、いくつものコースがありますが、この事例で横山さんが実施したのは、「歪《ゆがみ》Ａコース」という最も基本的なストレッチです。巻末に実施法のイラストが載っているので、それを見ていただくと、「歪Ａコース」とはどのようなものであるかがおよそわかります。四肢の筋肉の他動的なストレッチと、背面に〝圧〟を加えることによる生理学的リラクセーションで、要する時間はおよそ一〇分間です。

しかしそれだけのことを一回一〇分おこなっただけで、ここに報告されるような変化が生じるとは、なかなか信じられないだろうと思います。特定の骨格筋をコントロールすることで、心に大きな変容を引き起こすことができる。これまでの常識からすれば、そのようなことは簡単には承認できないことでした。

同じ論文から、もう一例を紹介してみます。

【ケース7】

三〇代のサラリーマン。「心が疲れている」と訴える。抑鬱がひどく、孤独感と淋しさでたびたびパニック発作を起こす。自傷行為があり、ケアセンターを尋ねてきたときは、体は傷だらけの状態だった。九カ月前から会社も休んでいる。出社拒否の状態である。医師による診断は難治性反復性鬱病性障害。病院で処方した抗鬱剤（SSRI～選択的セロトニン再吸収阻害剤）を服用しているが、「これ以上薬を飲み続けるのは怖い」と言う。

初回／カウンセリングで話を聞き、ホメオストレッチをおこなう。幼児期から父親に暴力を振るわれてきたと語り、父親のことを「人間でない」と表現する。父親の話をすると顔が赤くなり、興奮状態になる。しかしホメオストレッチのあとは、穏やかでやさしい表情になり、「これって心のエステですね」と言って笑った。

2回目／明るい顔で来る。「母親にもこのストレッチを受けさせたい」と言い、家庭の様子を話す。

4回目／「バランスセラピーの勉強をしたい。介護の資格も取って人の役に立ちたい」と語る。人生に対する積極性、自発性が見られる。

【グラフ5・うつ性障害の男性(30歳)の脚長差変化】

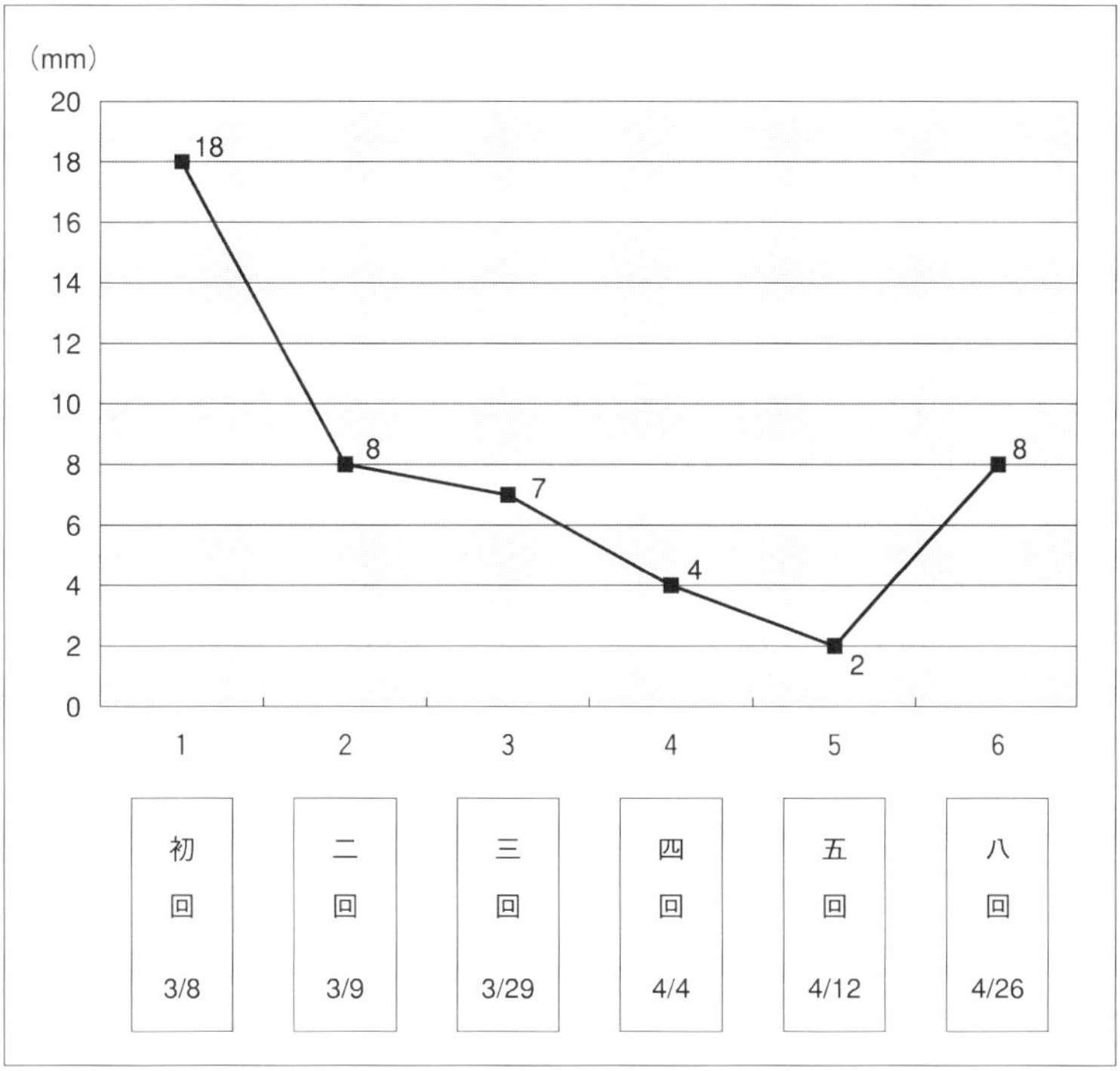

5回目／仕事に行き始めたという。九カ月も続いた出社拒否だっただけに、横山さんもこの大きな改善には驚かされたと率直に述べている。勉強についても意欲的。また父親にひどく批判されることがあったが、怒りを我慢できたという。

7回目／少し鬱症状が出る。「反復性だから、三週間から一カ月ぐらいの間隔で症状が出る」と本人。しかし会社は休まず、きちんと仕事を続けている。「今後さらに長期的に経過を負う必要がある」と、横山さんはこの報告を結んでいる。

グラフに示したのは、（ケース7）の男性の脚長差（アローバランスグラフのA）。すでに述べたように脚長差は、ストレスの強さを最も端的にあらわす指標である。反復性の抑鬱のために上昇した8回目を除くと、確実にストレスが軽減されている。しかもそのストレスは、幼児期から続く父親の暴力ともおそらく無関係ではないと思われる、根深いものであることに注意したい。

ホメオストレッチの心理的効果

「気持ちよくて、ついウトウトしてしまいました」

ホメオストレッチのあと、こんな感想を述べる人が少なくありません。実際、そのままぐっすり寝てしまう相談者もいます。ある若い女性はその気持ちよさを、「母鳥の羽に包まれている気分」と表現しました。母親とのあいだがうまくいっていないケースなので、思わず出た言葉でしょうが、ホメオストレッチの心地よさをよく言いあらわしています。そこには、彼女の言葉が示すような安心感が含まれています。

ホメオストレッチは通常のストレッチングとは異なり、自分でおこなう屈伸運動ではありません。巻末の写真でもわかるように、人の手を借りた、他動的ストレッチです。したがって、バランスセラピー学では、心理学のカウンセリングにおけるような言語による介入法とは違った、身体的な介入法であると位置づけています。心と体が一つのものなら、身体的なアプローチによる介入というものが、当然考えられなければなりません。

つまりホメオストレッチの心地よさは、一人でストレッチングするときのそれとは性格がまったく異なります。他動的なストレッチは、実施する人に自分の身をまかせなくてはおこなえません。他人に対する「闘争」的ある

【グラフ６・ホメオストレッチの心理的効果】

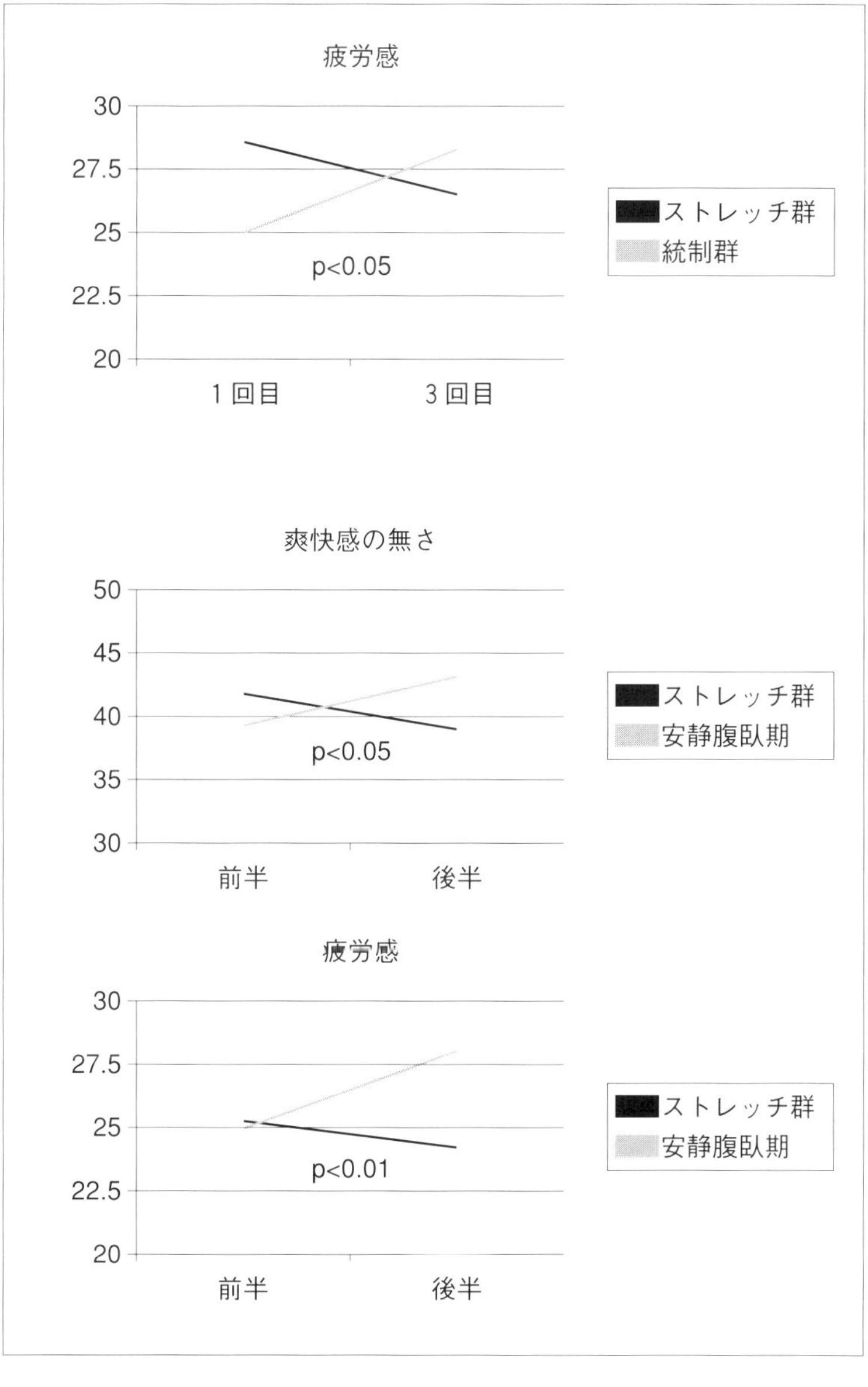

いは「逃走」的な身構えから解放されている。安心感が含まれるというのは、そういう意味です。

心理学のカウンセリングでは信頼関係の構築が難しくなることも多く、カウンセリングの成功・不成功はそこにかかっていると言っても過言ではありません。なぜ難しいかというと、前にも述べたように心という、エピソードに満ちた複雑なものに対するアプローチであるからです。カウンセリングのなかでカウンセラーは、さまざまな意匠を施された抵抗や拒絶に出会います。あるいはクライアントのコンプレックスが、カウンセラーに投影される「転移」のような陥穽が待ち構えています。

それに比べると、体のほうはシンプルだと言っていいでしょう。私たちの体が知っているのは、快と不快、緊張と弛緩という二進法的な情報処理です。快いものは受け入れ、不快なものは敵と見なして拒絶する。そこで重要なことは「快」であることです。他動的におこなわれるホメオストレッチの気持ちよさは、まず体の身構えをほぐします。

ここでも、「不安な心はリラックスした体に宿ることはできない」という、ジェイコブソンの言葉を思い出してください。より生命に近く、より深いところにある層から昇ってくるデータに、心―大脳は逆らえません。言語を通して、心にアプローチするときには難しいものとなる安心感が、体のリラックスとともに生まれます。

バランスセラピーのカウンセリングは比較的容易に信頼関係を構築できるところに特徴がありますが、それは身体的なアプローチという土台があるからです。従来のカウンセリングでは、身体的な接触を避ける傾向が強かったのですが、クライアントが無意識的に求めているのは、その身体的触れ合いであるという印象を私は強く持っています。スキンシップを求める子どものような、切実な欲求と言ったらいいでしょうか。

そうした触れ合いをバランスセラピー学では、「非言語的コミュニケーション」と呼んでいます。言語的ないし大脳的なコミュニケーションにつきまとう、〝意味〟から解放された素朴な、しかし原初的な人と人のかかわりが一番求められている、そんな印象を強く持つのです。

話をもとに戻しましょう。

「こんなスッキリした気分になれたのは久しぶりです」

「とても爽やかな気持ちです」

「気持ちがすごくラクになりました」

眠気を誘うような心地よさがあったという感想に次いで多いのが、爽快感です。横山さんの報告にもあるようにかなり思い詰めた人でも表情が明るくなり、笑顔まで出てくることが少なくありません。

ホメオストレッチの直後に感じる、こうした心地よさや爽快感はむろん一時的なものです。二度と損なわれないという種類のものではありません。何かのストレッサーに出会えば、いつものイライラや疲労感、落ち込みがやってくるでしょう。けれど再三述べているように、心や体に揺らぎがあるのは自然であり、健康なことです。ホメオストレッチの目的はむしろ、ストレスという圧力によって押さえ込まれたその揺らぎをもう一度取り戻すことにあります。

とはいっても、それらの心地よさや爽快感は単なる気分の移ろいではありません。心理的変化の裏側では体の変化、つまり生理学的リラクセーションが起きています。

生理学的リラクセーション

高校野球などではチャンスで打席に入る選手に監督が、「リラックスしろ」と言うかわりに肩を上げ下げする姿をよく見ます。とても的確な指示と言えます。というのは何かと闘おうとすると、筋肉とくに肩や腕の筋肉には無意識に力が入ります。いわゆる〝力み〟ですが、力みがあってはおもいどおりのスイングができません。意識を肩に向けさせる、あるいは実際に肩を上下させることで、力んでいるバッターに脱力、すなわちリラクセーションを促しています。それで筋肉の緊張がほぐれれば、気持ちもボールに集中できることを野球の監督は長年の経験から知っているのでしょう。

筋肉を動かすことはストレスの解消に繋がります。しかしその程度のことで取り除けるストレスは、ごく単純なものです。「単純な」という意味は、精神的な要素があまり関与せず、一時的で、衝撃も大きくないということです。

ここでいう衝撃とは、刺激の強さだけではありません。引き起こされるストレス反応の大きさは、ストレッサーを自分でコントロールできない場合により大きくなりますから、立場が受動的であるかどうかも関係してきます。チャンスにバットを握る打者の緊張は、どちらかと言えば積極的でしょう。いや、積極的になれた選手にタイムリーを打つ可能性が出てくるのです。一方、ＰＴＳＤの原因となるような地震や交通事故では、人は徹底的な受け身に置かれます。

また、「その程度のことで」と言ったのは、〝肩を上下させる程度〟というだけでなく、そこにはあらゆる能動的な筋肉運動が含まれます。一般に思われているのと違い、スポーツは深刻なストレス解消にはあまり役立ちません。

「ストレスがたまっているから運動で発散する」

そう考える人がたぶん少なくないと思います。思い切り体を動かせば、確かにその日の疲労やイライラした気分は紛れるかもしれません。筋肉運動でエネルギーを消費するので高エネルギー状態が改善し、血圧や血糖値もしばらく低下します。適度な運動は、疲労物質である体内の乳酸を取り除いて、疲れも癒してくれます。また運動後にシャワーでも浴びれば、血行がよくなり、皮膚温度も上昇するでしょう。爽快感もあるはずです。

単純なストレス反応――ライオンと出くわしたシマウマの体に生じるような、単純なストレス反応は、筋肉運動で消失します。もともと筋肉を使うための反応ですから、目的を達成したら自然と消えるようになっています。

問題は、それでは消えないストレスのほうです。脳の負荷となって残り、ホメオスターシスの機能を歪ませてしまうような、根深いストレスに対しては運動は無力です。なぜかというとスポーツがもたらす生理的な変化は、いわば運動が引き出したものであり、肝心な脳のリラクセーションによって実現するものではないからです。

ストレッサーはしばしば〝ストレス源〟と訳されますが、実際の源はストレッサーというよりも、脳幹です。すでに述べたように、まず脳幹が直撃され、そこに生じた歪みが全身に伝播するのがストレス反応です。通常はホメオスターシスの復元力が働き、歪みはじきに解消します。しかし脳幹にかかる圧力の大きさや、その継続がホメオスターシスのキャパシティを越えると、その歪みがもとに戻らなくなり、私たちの心身を損なうような有害なストレス状態がつくりだされます。

したがって、単なる爽快感や気持ちよさがリラクセーションなのではありません。脳幹にかかる圧力が軽減され、ホメオスターシスの機能が回復する。すなわち有害なストレスである脳幹の歪みが改善するのでなければ、本当のリラクセーションとは言えません。

・ゆっくりとした深い呼吸
・心拍数の低下
・血圧の低下
・皮膚温の上昇

脳幹がリラックスすると、このような生理学的変化が生じます。説明するまでもないと思いますが、これらはストレス反応とは逆の変化です。他にももちろんアドレナリンやノルアドレナリンの減少、血糖値の低下、副腎皮質ホルモンの分泌抑制なども起きてきますが、一番観察しやすいのは、ここに挙げた四つの目安でしょう。

逆に言えば、こうした変化が生じなければ深いリラックスにはなりません。自分ではリラックスしていると思っても、大脳の気分にすぎない。ホメオスターシスを建て直すような、根源的脱力ではないということです。

リラクセーションのメカニズム

余談になりますが、同じような生理学的変化は、坐禅やヨガの熟練者にも見られることが知られています。坐禅やヨガ、太極拳などに共通するのは、それらがいずれも宇宙や大自然との神秘的融合という思想を前提とした身体技法であることです。一体感を体験するために体をコントロールし、心を鎮めていく。近年、その技術がストレス対策として再認識されるようになり、リラクセーションを目的に坐禅の会が開かれたり、ヨガや太極拳の教室に通う人も少なくありません。

坐禅やヨガというと、静かに座っているだけと思われがちです。けれど実際は、呼吸を整える「調息法」によって、積極的に脱力がおこなわれています。調息法の基本は、息をできるだけ長く吐き出すことですが、それを繰り返すうちにペースが次第に緩やかになり、熟練者になると通常は一分間に一五、六回の呼吸が、一、二回まで減ってきます。心拍数も大幅に落ち、普段の半分近くに減ると言われています。

これはストレス反応とは逆に、脳幹が緊張から解放されていくしるしです。このときの脳波を調べると、α波と呼ばれる振幅の大きな波形が現れており、大脳の活動（意識レベル）も低下していることがわかります。

仏教哲学の第一人者で、ご自身も長く禅の修行を積まれた東大名誉教授の玉城康四郎博士が、『脳幹と解脱』（哲学書房）という興味深い本を書かれています。

「禅定の三原則は、調身、調息、調心です。ことに重要なのは、調身、調息です。姿勢を整え、呼吸を整えると、第三の調心、すなわち心はおのずから整ってくる。かくして姿勢を正し、呼吸を整えて入定する（禅定に入る）。禅すると、眉間と後頭部を結ぶ中間あたり、つまり脳幹のあたりに全意識が集中する。このことは、六〇年間、禅定をつづけて、入定のたびにそうなることは間違いありません。禅定の初めの段階では必ずそうなるのです。したがって、禅定の初時の事態と脳幹の機能とが対応するということができます」

ここに述べられているのは、瞑想によって大脳が沈黙し、脳幹の働きだけに身を委ねるときの禅者の身体的印象です。

随意的な運動であると同時に、不随意な運動でもあるのが「呼吸」です。調息は、その随意運動をコントロールすることで、呼吸の不随意な側面に接近する。大脳の干渉が極端に少なくなった、脳幹の自律的な働きに寄り添っていくことだと考えられます。しかし呼吸筋の随意運動から入るために、そうした調息にはかなりの熟達が必要です。何年修業しても、坐禅による〝覚醒〟を体験できない人もいるでしょう。

グラフ7は、私どもがおこなった実験のデータです。「心拍数」「呼吸数」「脳波」について、安静時とホメオストレッチ後とを比較したものです。通常の安静よりも、いっそう深い生理学的リラクセーションが実現していることがわかります。被験者の年齢が示してありますが、この人たちは何か特別な訓練を積んだわけではありません。他動的なストレッチですから、熟達の必要はないのです。したがって、最初から容易に生理学的リラクセーションを実現できるところが、禅やヨガとは大きく違っています。

どのようなメカニズムで、こんなに簡単に生理学的リラクセーションを実現できるのか。その解剖学的な裏付けは、今度の研究に委ねなければなりませんが、およそ次のようなプロセスが想定されています。

①筋肉から力が抜けていく
②ガンマ神経繊維の興奮が減少する
③筋紡錘の感度が低下する
④筋肉の状態を脳に伝える神経、すなわち上行性神経の興奮が減少する

【グラフ7・ホメオストレッチの心理学的リラクセーション】

心拍数の変化（１分間）（座位測定）

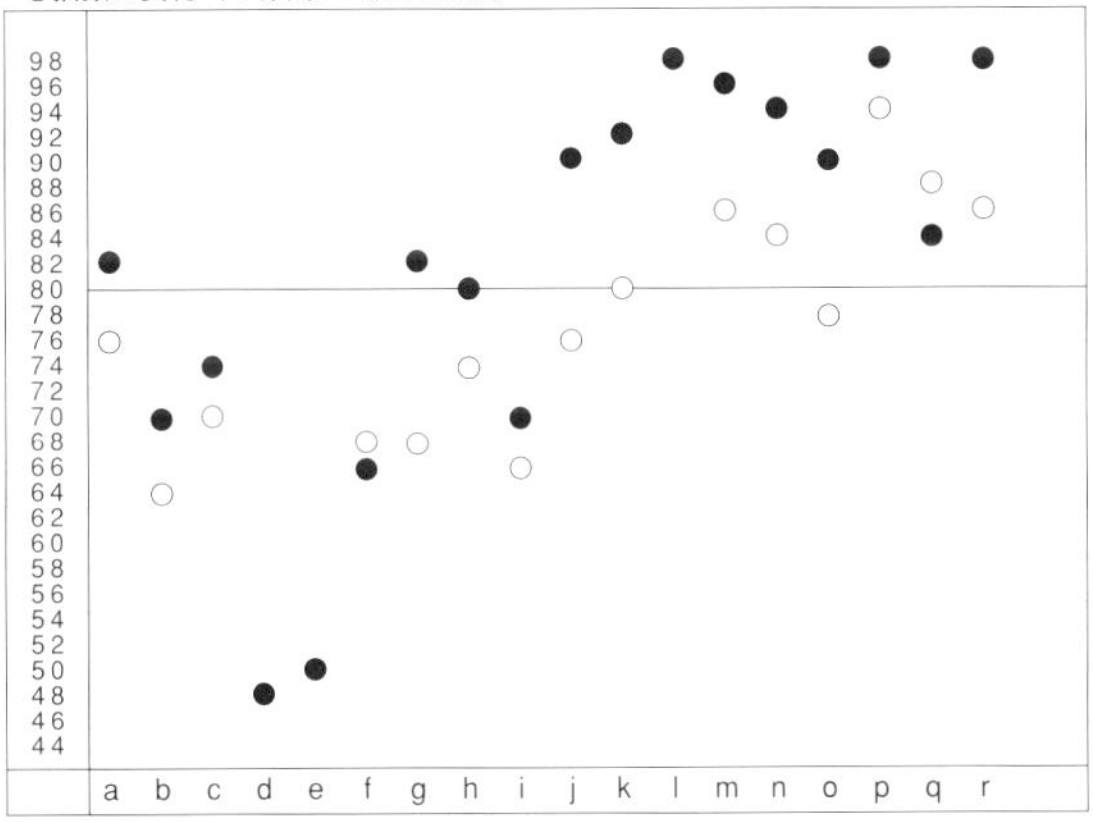

《検査対象者の年令》

a	55	男
b	47	男
c	58	女
d	26	女
e	34	女
f	41	女
g	33	男
h	51	女
i	51	女
j	50	女
k	20	男
l	49	女
m	61	男
n	22	男
o	38	男
p	36	女
q	23	男
r	45	女
s	50	女

呼吸数の変化（１分間）（腹臥位測定）

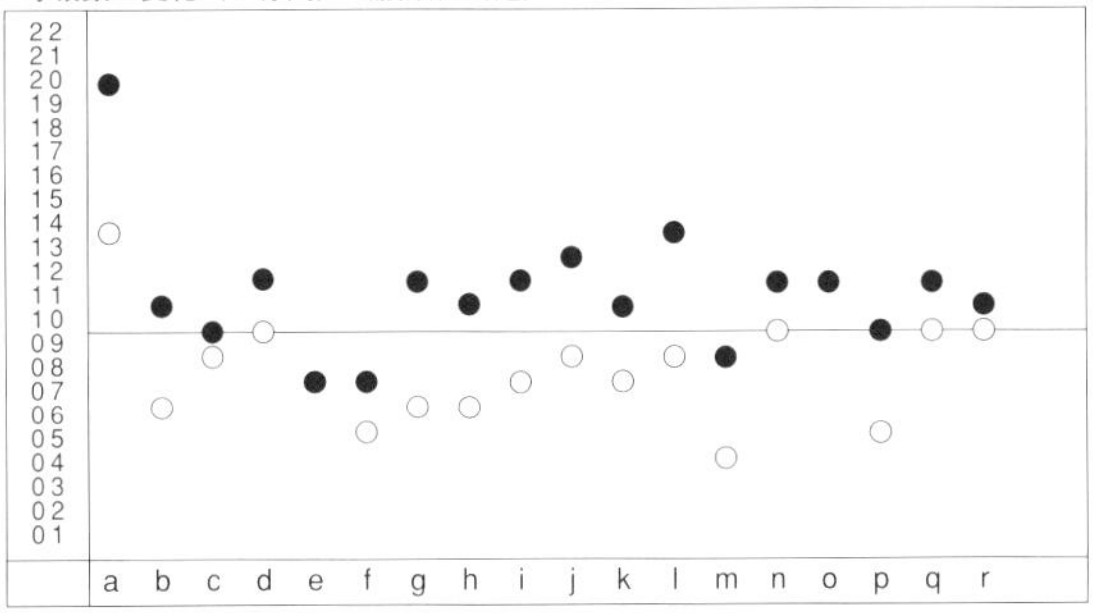

脳波による精神的安定レベル（座位測定）（ベータ波／30Hz）

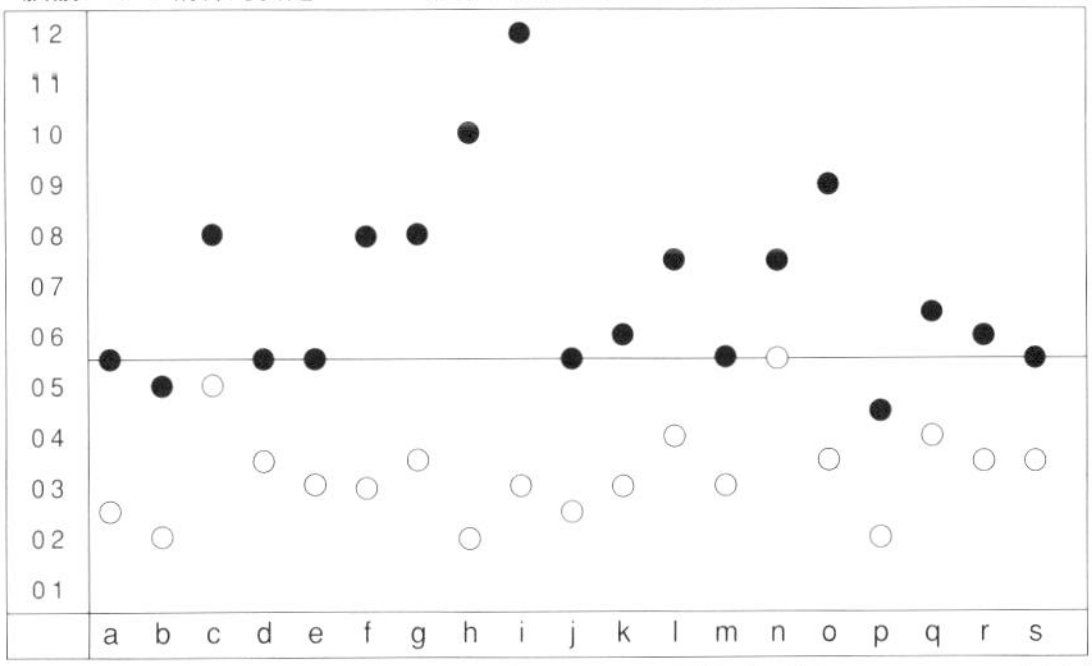

※ホメオストレッチは歪Aコース。（ストレッチ時間／10分）

測定年月日：平成４年12月13日
測定時間　：午後２時30分〜

⑤脳幹網様賦活系の興奮が低下する
⑥脳全体の興奮が減少する

すなわち脳→筋肉という遠心的な情報回路とは逆の、筋肉→脳の求心的回路に〝脱力〟をインプットすることで、脳にリラクセーションを促そうというのがホメオストレッチです。脳幹の外側には網様体と呼ばれる編み目状の神経があり、体の周辺から上行してきた信号はすべて、ここを通って脳幹や大脳に伝達されます。

もともと脳が発達したのは、自由に筋肉をコントロールしてエサを確保するためです。発生史的にも筋肉と脳は一体のものですから筋肉の脱力時に、それと一体である脳が緊張していることはできません。ただし筋肉を随意的に弛緩させても、無意識的な緊張は残ります。無意識的なレベルにおける脱力が起こるように、随意的なストレッチ運動ではなく、他人の手を借りた他動的ストレッチをおこなうのです。

筋肉の無意識的な緊張。それは、脳幹にかかるストレスの過剰な圧力がつくりだしたものですが、他動的にもたらされた筋肉の脱力は、上行性神経から網様賦活系を通して脳全体に伝えられて、リラクセーションを生みだします。目的を異にしている禅やヨガとの安易な比較はすべきではありませんが、他動的な脱力であるという点に限って言えば、呼吸筋を意識的にコントロールしていく禅やヨガより、熟達を必要とせずに生理学的リラクセーションを実現できるのです。

ホメオストレッチの効果

幸せとは何かと問われたら、人によってその答えはさまざまです。経済的あるいは社会的な成功、健康であること、家族が仲良く暮らすこと……。若い人なら、恋人と一緒にいられることという答えが返ってくることもあるでしょう。

しかし生理学的に見れば、その答えは一つです。幸せとは、「ゆっくりとした深い呼吸」であり、「穏やかな心拍」であり、「血圧の低下」「皮膚温の上昇」であると定義することができます。なぜかというとこれらの変化が体に生じるのは、闘うことも逃げることも必要のないときだからです。現代ではなかなか得られない、そうした幸せの感覚を思い出させるのがリラクセーションだと言えるかもしれません。このような生理学的変化を繰り返すことで、ストレスという脳の過剰な圧力は次第に解消します。

ホメオストレッチは、何かの症状を対象にしておこなう対症療法ではありません。あくまで生理学的リラクセーションを実現することが目的です。しかしその過程ではさまざまな症状が改善したり、軽減するということが起きてきます。

「バランスセラピーはどんな病気を治せるのか」

とよく尋ねられますが、バランスセラピーには〝治す〟という考えはありません。治すものではなく、治るのだと考えています。過剰な圧力によって押さえられていたホメオスターシスが、リラクセーションによって元気を取り戻すときに治る。

ですからどのような症状に効果的であるかといったことは、ここでは書きません。ただ復元力であるホメオスターシスが活性化すれば、自律神経系や内分泌系、免疫系、そして脊髄・筋肉系のバランスが回復します。体の全体が整えられ、自律神経の乱れから来る不定愁訴や、高血圧などの心身症的症状、姿勢や筋肉のアンバランスによる体の痛みなどが、改善されやすいことは述べるまでもないでしょう。（注※）

いくつもの事例を挙げるよりも、ここでは一人の教育カウンセラーが報告するある不登校児童のケースを、その論文に基づいて紹介してみます。

（注※）さまざまな症状の改善例については『心と体は一緒に治る』（文芸社刊）で数多く報告した。実際には難病と言われる病気や障害が克服されたというような、その場に立ち会う私どもさえ驚かされる事例が数多くある。しかしそれらは一般的なケースとは言えず、また再現性の確証もないので誤解を招かないよう紹介を差し控えたい。

「ボクもうそんなヤワじゃないよ」——不登校とホメオストレッチ

「ホメオストレッチの技法をADHDの傾向をもつひとりの不登校児に実施して、その経過を時系列的に追ってみた結果、心理面、生理面、行動面において明らかに好ましい変容が本児の上に現れたので、この技法の有効性の証左と考え、その事実を観察したままの姿で詳述した」

中垣寿彦氏の論文、「ホメオストレッチの有効性と教育現場における応用」の冒頭には、このように記されています。中垣氏は、長年学校教育に携わられたあと、現在は長野県松本市のMGR教育研究所所長としてカウンセリングをするかたわら、「不登校児の親の会――ふれあい学育会」を主催される教育カウンセリングのベテランです。

当時、小学五年生だったM君が、中垣氏のカウンセリングを最初に受けたのは平成九年の三月。そこに至るまでの経緯は、およそ次のようなものでした。

◎カウンセリングまでの経緯

M君にはADHD（注意欠陥多動性障害）の傾向が見られ、小学校入学時からときどき登校をしぶることはありましたが、とくに欠席が多いというわけではなかったようです。二年生になり学級担任が代わると急に行きしぶりが増え、一学期の末には不登校が始まります。朝、腹痛や頭痛、吐け気を訴える。近くの小児科で診てもらうが、異常なし。神経的なものが原因であろうという診断でした。

母親が学校に連れていっても、母親が帰るときに一緒について帰宅してしまうので、両親も無理に登校させることはあきらめざるを得ませんでした。

三年になると本格的な不登校が始まります。家に閉じこもり、外出もせずに一日中テレビとマンガ、ファミコンを相手に暮らす毎日が続きました。

四年生になって、M君は登校を再開します。それでも欠席は年間五〇日。学校から戻ると食事も満足にできないほどの、極端な疲労が見られました。家族は、「学校へ無理に行っても逆効果なのではないか」という疑問を抱いています。

五年生になっても、登校の努力が続きます。力を振り絞り、必死になって学校に通うわが子の様子を見かねた両親は、M君の転校を決意しました。父親の実家が長野県の松本市にあり、父親を除く家族がそこに転居します。転校した新しい学校で、たまたまM君の担任になったのが、幸いなことに中垣氏のかつての教え子でした。

【家庭での様子】

・学校から帰ると、机の下にもぐったまま出て来られない。
・何に対しても、「面白くない」と言って泣くばかり。ゲームもできない、マンガやテレビにも興味をなくしてしまった。「ああ、オレはやっぱりだめだ。悲しいことがいっぱいだ」とよく言う。
・夕方になると表情が硬くなり、拳を握って全身を震わせ、「いままでの学校のストレスが一気に襲ってくる」と涙を流す。「苦しいけど息ができない。心が痛い。死にそうだ」と転げ回って苦しむ。「何が辛いか口に出して言えない。だから苦しいんだ」。
・ときどき頭を柱に何回も打ちつけるなど、自傷的行動をする。

また、その頃のM君は「死んでしまいたい」という言葉もときどきもらし、それを聞くといっそ一緒に死んでしまいたい気持ちになると、母親は家族の苦しい思いを中垣氏に打ち明けています。

【転校先での様子】

転校先の学級担任は、M君の様子をこのように観察しています。

・級友に対してオドオドと怯えている。友だちにも敬語めいた言い方をするので、級友に異質感を与えてしまい、親しくなれない。

・小さなことで級友とトラブルを起こすことが多い。そんなときは、見境なく暴力的になる。担任がわけを聞いても、「ボクがいけなかったのです。悪いのはボクです」と自分を責めてしまう。相手を非難することはほとんどなかった。

・取っ組み合いのケンカもよくするが、その相手は限定されている。他の子に対しては、卑屈にみえる態度をとることが多い。

◎カウンセリングとホメオストレッチ

M君が来談するたびに中垣氏は、ホメオストレッチを取り入れた、次のような面談を実施しています。

①前カウンセリング
②アローバランスグラフの作成
③ホメオストレッチ
④後カウンセリング

一回目のカウンセリングには家族全員に参加してもらい、これまでの経緯を本人が語り、両親がそれに補足しました。M君は初回から、ベテランのカウンセラーである中垣氏に打ち解け、いろいろなことを自由に語っています。

アローバランスグラフでは、脚長差七ミリ、ストレス指数は八でした。最初のホメオストレッチを受けるうちに、M君はよだれを垂らしながら寝入ってしまったといいます。目覚めると、「ああ、気持ちよかった」と顔をほころばせたと中垣氏は述べています。

以降、来談は週に一回のペースでおこなわれ、カウンセリングのあいだにホメオストレッチが施されています。カウンセリングを二度に分けたのは、ホメオストレッチのあとは心身の緊張がほぐれ、素直に話ができるからです。

一般のカウンセリングでも面談を重ねるうちにそれまでの流れを一気に変え、事態を大きく進展させることがあります。M君の場合、三回目の来談でその転機が来ました。ホメオストレッチのあとのカウンセリングの最中、突然M君が大声で泣きだしたのです。

泣きながらM君が話した内容を、中垣氏はこのように要約しています。

「二年生のときの担任から多動性、注意力のなさを厳しく指摘され、ときには暴力をふるわれて怖かった。勉強ができる子はいい子、できない子は悪い子という差別をつけられ、担任からいつもバカにされ続けた。動作が鈍く、体育のできないM君はからかわれ、いつもクラスの〝いじめ〟の標的にされていた。担任もこれを黙認していた。だんだん学校が怖くなって、学校のことを考えただけで頭がチンチンして、割れるように痛むようになった」

同席していた両親も、はじめて聞く話でした。「父母もM君の口からはじめて聞いたこの〝いじめ〟の事実に驚き涙を流した」と、中垣氏は書いています。

その日の来談で何が起きたのかは明白でしょう。「何が辛いか口に出して言えない。だから苦しいんだ」と訴えていたM君が、その苦しみを言葉にできたのです。

「何が辛いか口に出して言えない」のは、M君が子どもだからではありません。ほとんどの場合、人は自分の苦しみを言葉で伝えることができません。人が病むのは、表現できないものをストレスとして抱え込むからですが、その苦しみを口にしたとき、人は成長と癒しへ向かって一歩を踏み出したのだと言えます。しかしそのためには身体的なリラクセーションが不可欠である、とバランスセラピー学では考えるのです。

アメリカの心理学者ロジャーズ（1902〜1992）は、セラピストの仕事はクライアントに「安心できる場」を提供することであり、「安心できる場」さえ提供されれば、成長へ向かう心の動きが自然と現れると述べています。これは今日のカウンセリングの基本的な考え方になっていますが、「安心できる場」という言葉を、「安心した身体」と言い換えれば、バランスセラピーの立場をわかりやすく示したことになるでしょう。

M君は「何が辛いか」を語ることによって、はじめて自分の問題を明確に言語化し、客観的に捉えたのです。それは本人が、辛い事態を受け止める作業を始めたことを意味します。筋肉は、過去の緊張を記憶し、閉じ込めているというバランスセラピー学の見方からすると、無意識的あるいは潜在的な緊張として、筋肉に閉じ込められてきた〝過去〟が、身体的なリラクセーションによっていわば清算されようとしています。

翌日、M君は学校の職員室へ報告に行き、担任にこのように語ったのです。

「ボク、はじめて心のなかに溜まっていたものをカウンセラーの先生に全部話したよ。そうしたら、なんだか気持ちがすっきりしてきた。背中に張りついていた鉛の板が、とれたみたいだ」

◎自己信頼感の回復

以降、カウンセリング終了までの一年間に、通算一五回の面談がおこなわれました。そのたびにホメオストレッチを実施。また、母親もホメオストレッチを習得して、家庭で週に最低二回はそれを実施しています。その結果、脚長差は三~四ミリに半減し、さまざまな形で現れていたストレス症状も徐々に解消していきました。

・頭痛、吐き気などの身体症状がなくなった。
・自傷行為がなくなった。「自分が悪い」「自分はダメだ」「死にたい」など自罰、自己卑下の言葉を口にしなくなり、自己存在への否定感が減少した。
・友人への敬語が減っていく。
・ケンカしても、いままでになかった本気の自己主張をし、なかなか引こうとしない。激しい口論にもかかわらず、以前とは違い、手を出すことがない。クラスの友人に対して、「ボクは対等なんだ」という自信が出てきている。また、オドオドした態度が消失し、ノビノビした態度が見られるようになった。

「自尊感情も高まり、自己肯定感、自己効力感がともに高まっていることが話の節々から感じられた」と、中垣氏は書いています。

そして、ある日別れがやってきます。小学校卒業を目前にした三月の末、M君は中垣氏にこう言って、カウンセリングを〝卒業〟することを自ら宣言したのです。

「先生、ボクはもう大丈夫。よほどのことがない限り、つぶれることはないと思うよ。ボク、もうそんなヤワじゃないよ」

自己決定性の回復

中学でのM君はテニスクラブに入り、休むことなく元気に通学しています。しかし他の子のように学校に通えるようになったから、カウンセリングは成功したと見なすのではありません。登校を再開するにせよ、別の道を歩むにせよ、相談者に「行動の変容」が起きたときにカウンセリングは成功と見なされます。

行動の変容とは、反応の仕方が多様化することをいいます。過剰なストレスにさらされ、それに支配されているとき、人間の行動は画一的になり、同じパターンの繰り返しに終始します。M君のケースで言えば、不登校であり自傷行為であり、友だちに対するオドオドした態度がそれです。ストレス時のパターンの繰り返しを「身体的対象反応」という言葉で説明しましたが、固定されるのは身体だけではありません。感受性や思考も自由を失い、パターン化するようになります。ですから自分を変えられず、変わらない自分にいっそう苦しめられる、「病」の悪循環が起きてくるのです。

M君の場合、明らかにその行動に変容が見られました。たとえば、敬語でしか話せなかった友だちとの会話が、その堅苦しさから解放されます。「自分はダメだ」といった自己卑下的な言葉を口にしなくなっていきます。私たちは〝単なる言葉〟と考えがちですが、言葉は心の成分です。心が変わるときは必ず言葉も変わってきます。

そして、M君は自分からカウンセリングを終了します。これはカウンセリングに行きたくないとか、行けないことによる中断とは違います。もうカウンセリングは必要ないと自分自身で決めている。つまり主体的な自己決定性を取り戻しているのです。

次のような言葉は、このような回復に身体的なリラクセーションが大きく関与していることを示しています。

「背中に張りついていた鉛の板がとれたみたいだ」

三回目のカウンセリングで、過去の辛い体験を中垣氏に話した翌日に、M君が学校の担任教師にそう語ったことを思い出してください。

フォーカシングと身体心理学

ロジャーズの弟子で、シカゴ大学のユージン・ジェンドリンは、カウンセリングがなかなか成功しないのはなぜであるかを探るうちに、成功例には共通の特徴があることに気づきました。成功したカウンセリングでは、必ずクライアントが面談のどこかで、自分が感じていることを表現する、適当な言葉を懸命に探そうとするのです。

そして、彼らが表現しようとするのはきまって、身体的な〝感じ〟でした。たとえば、「のどが詰まった感じ」とか「胸がキューッとなった」「胃のあたりがなぜか重い」などなど。成功するカウンセリングのクライアントは、こうした心身未分化な感覚にこだわり、身体の〝言い分〟に耳を傾けることで、ありのままの自分に気づいていたのです。

ジェンドリンはそこから、感じられる感覚（フェルトセンス）に心の焦点を合わせることによって、自分自身に気づき、それを受け入れていく「フォーカシング」と呼ばれる心理療法を提唱するようになります。

ジェンドリンは、バランスセラピーとはまったく違う道を通って、カウンセリングにおける身体の重要性を見いだしました。彼の言う「フェルトセンス」を、筋肉に閉じ込められた緊張の記憶と言い換えても、おそらく間違いではないでしょう。M君の〝背中に張りついた鉛の板〟も、一種のフェルトセンスと考えられます。

「ものごとにあれこれ悩むのはよそう。体の意志に聞いてみよう」

これは、バランスセラピー学のカウンセリングの基本方針です。身体の〝言い分〟に耳を傾けるというフォーカシングの発想と似ていますが、バランスセラピーでは、意識はとりあえず括弧に入れておきます。「意識はさまざまな価値や先入観で毒されている。純粋な意味の自分とは身体感覚である」というように考えるのです。

歪みや軋みは、身体という純粋に生物的なもの、すなわち文化や状況に支配されない私たちの体が、意識と出会ったときに生じます。ですからバランスセラピーでは、心や意識が身体の〝言い分〟を聞くのではありません。曖昧さに満ちた心や意識に代わって、アローバランスグラフに身体の声を写しとるのです。

それは言語とは異なった、もう一つの表現力です。M君の例をとれば、〝背中に張りついた鉛の板〟という感覚よりも、そういう感覚のもとになった筋肉の歪みのなかに、言葉にはならないM君の心のあり方を読むのです。人間を知るための新しい方法として、「身体心理学」という考え方をバランスセラピー学が提唱するゆえんです。

ホメオストレッチという技法

「カウンセリングとは、言語的および非言語的コミュニケーションを通じて、相手の行動の変容を援助する人間関係である」

日本カウンセリング学会理事長の國分康孝元筑波大学教授は、カウンセリングをこのように定義しています。この定義に従えば、ホメオストレッチは、相手の行動の変容を援助する〝非言語的コミュニケーション〟ということになるでしょう。

ホメオストレッチには一八通りのコースがあり、「歪Aコース」と名付けられた基本を中心に図のようなワークシステムを構成しています。その目的は、生理学的リラクセーションの実現です。ストレスによって歪形化された身体の修復と、リラクセーションによって得られる行動変容をもたらすことが具体的な目標になります。言うまでもないと思いますが、ここで扱う身体は整形外科学や運動学で言うような身体ではありません。脳と筋肉の関係から、一つのものとして捉えられた心と体です。

一八通りのホメオストレッチを分類すると、三つのグループに大きく分かれます。

歪Aコース・（随意筋の不随意筋化の改善）

身体の過剰な緊張を除く。生理学的なリラクセーションの状態をつくりだすコース。

歪B〜BT6コース・（緊張と弛緩による神経経路賦活、神経筋と脊髄の経路促進、漸進的筋弛緩）

【ホメオストレッチのワークシステム】

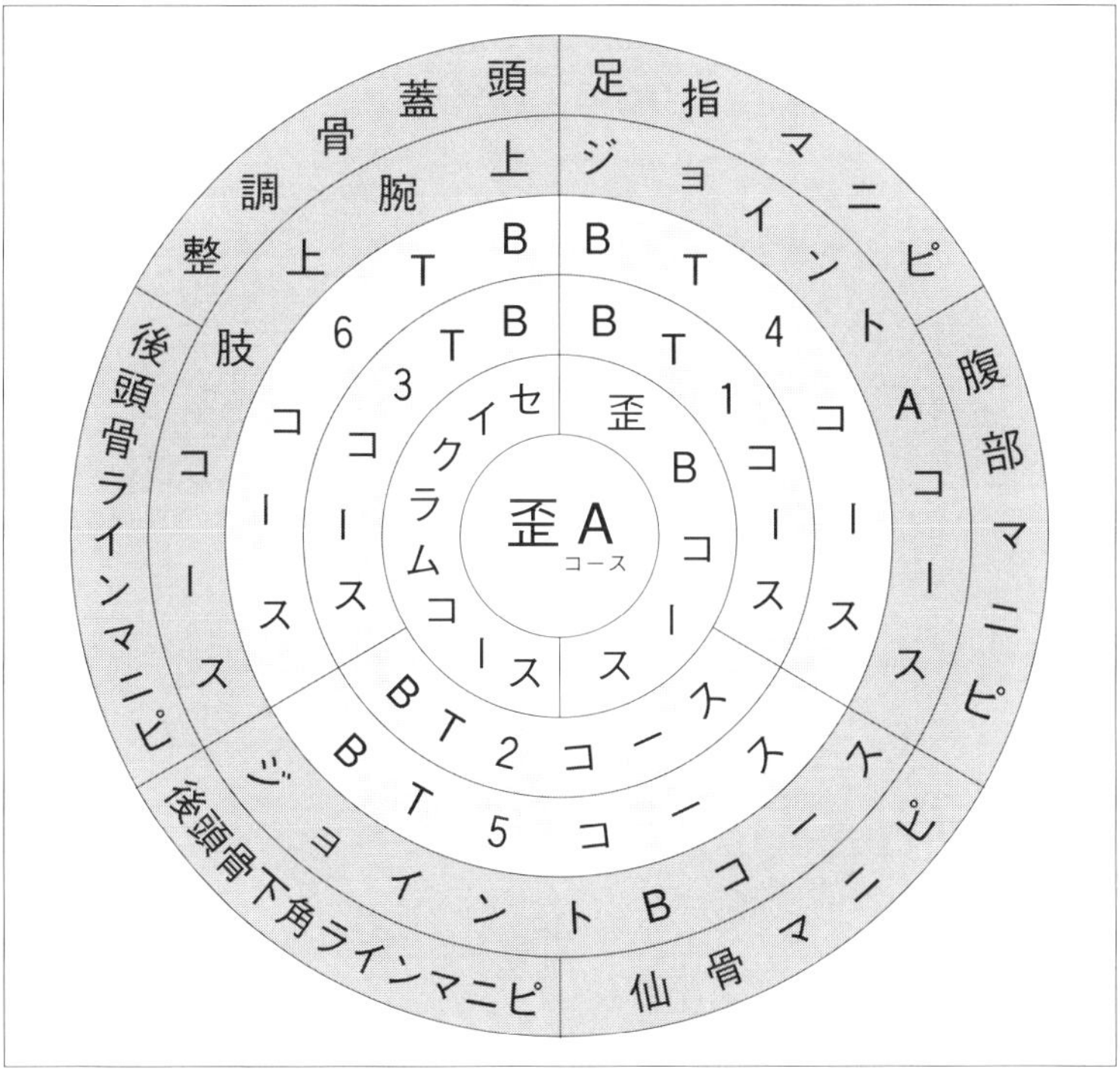

復元力を助成し、促進するコース。

補助コース

基本コースを補助し、効果を促進させるコース。

ホメオストレッチ群の中核となる「歪Aコース」については、巻末に写真とともに紹介してあります。ここではホメオストレッチとはどのようなものであるかを理解してもらうために、その基本を述べておきます。

◎「静かに、ゆっくり、深く」

ホメオストレッチは、主として①四肢の筋肉の法則的な伸展と②背後面の筋肉に加える法則的な〝圧〟の二つの要素でできています。

ホメオストレッチを実施する人は、伸展に際して、「静かに、ゆっくり、深く」という気持ちでリズムをとることが重要です。

このような気持ちで筋肉を伸展させることで、本人が随意的に筋肉を動かすときには得られない緩やかなリズムが生まれます。そのリズムが求心的な神経回路を伝わって脳幹に達し、そこから脳の無意識的な緊張や興奮に働きかけます。

◎「赤ちゃんを抱き上げるときの浸透圧で」

筋肉にかける〝圧〟を浸透圧と呼びます。受ける人の体格によっても違いますが、だいたい四〜七キロの〝圧〟と定められていて、ホメオストレッチを習得する人は、体重計を使って、その〝圧〟を手におぼえるよう指導されます。この大きさは、人が生まれた直後に抱き上げたとき、体にかかる〝圧〟とほぼ等しくなっています。

この世に生まれることは、胎児にとって母胎の温もりを奪われ、孤独と寒さの中に追いやられる悲劇を意味します。その悲劇の中で、誰かの手が自分を持ち上げるとき、嬰児はその感触に言い知れない安心感を得ると言われます。私たちの筋肉は、恐れや不安だけを記憶しているのではありません。四〜七キロの〝圧〟は、無意識の最も深いところにある本質的な安心と安らぎの記憶に結びついたものです。

◎「カウンセラーも受け取ることができる」

科学としての心理学は現状把握（アセスメント）として優れ、カウンセリングはそれを土台にして能動的な介入をおこないます。ホメオストレッチという身体技法をカウンセリング分野に位置づけるのは、それが単なる身体技法ではなく、能動的な介入を目的としているからです。

しかしその介入は、医療的なものではありません。医療の場合、病んでいる個体の内側に目が向けられます。一方、カウンセリングは関係であり、一つの場です。そこでは個体より、個体間により大きな関心が払われることになります。バランスセラピーでは、ホメオストレッチをおこなうことを「良導」と言いますが、「施術」といった言葉を用いないのは、そこでは互いの関係性が常に問われてくるからです。

そのような場では、〝与えたもの〟がそのまま〝得られるもの〟に変わります。たとえば、「静かに、ゆっくり、深く」おこなうホメオストレッチは、実施者にも集中という形のリラクセーションをもたらします。このことは柔軟体操前後と、ホメオストレッチ実践前後でのストレス指数、ならびに気分調査票MOODのデータを比較した実証的研究によっても、すでに明らかになっています。

心と体は一緒に治る

仏教に「因縁果報」という言葉があります。〝因〟とは、ものごとが起こる原因のことで、〝縁〟は、それがどのような条件、関係性のもとで生じるかという間接的な原因を指しています。植物の種子なら芽を出し、花をつけ、やがて実を結ぶという〝因〟を持っています。しかしその〝因〟の現れ方は、種子が落ちた土壌や気候などの条件、つまりどんな関係性のなかに置かれるかによって違ってきます。スクスクと成長できる土地に落ちる種子もあるし、石などのあいだに挟まって干からびていく種子もあるでしょう。因縁という直接、間接的な原因から生じてくる、そのような結果を〝果〟と呼びます。

仏教では自分の過去の行いが〝因〟となり、〝縁〟と出会うことで、現在という〝果〟が生じてきたと考えます。けれどその〝果〟には自ずと良し悪しがあり、それが過去の行いに対する「報《むく》い」、すなわち〝報〟であるとされます。

因縁果報などというと、現代人は「迷信」という言葉で片づけようとします。しかしそこには人生の幸不幸の

【表6・バランスセラピーの人間理解】

五感で感じられる	意識	<u>感情</u>【人生観】	幸せ・不幸せ　充実感　自己評価	（報）
		⇧		⇧
		現実（現象）	病気などさまざまな問題・体験	（果）
		⇧		⇧
五感で感じられない	無意識	関係性（感受性）	恐れ　不安　心配　愛　勇気など	（縁）
		⇧		⇧
		<u>心</u>【心身のあり方】	<u>哲学</u>【生きる姿勢】　言葉	（因）

理由を説明し、さまざまな現実問題が、どこから起きてくるかを理解させる深い知恵が存在しています。どういうことかと言うと、目に見える現実（果報）の背後には、目に見えない原因（因縁）が必ず存在するということです。このことを理解しないために私たちは、目に見える現実の問題にとらわれ、あれこれと頭を悩ませ、苦しんでいるのではないでしょうか。

表6を見てください。これはバランスセラピー学の人間理解を、因縁果報という概念を借りて整理してみたものです。ここでは細かく説明することはしませんが、心身のあり方（ｈｏｗ　ｔｏ　ｂｅ）が直接原因となって、私たちの現実や人生が生みだされていく、そのダイナミズムは理解していただけるだろうと思います。

このなかで治療や医療の対象となるのは、五感で感じられる〝果報〟の世界です。そこでは処置や対処、対応といった対症療法的な方法がとられます。一方、その原因となった〝因縁〟の世界に触れていくのが、教育やカウンセリングの仕事でしょう。

したがって、カウンセリングの分野に位置づけられるホメオストレッチは、治療を目的としたものではありません。身体的なリラクセーションは、症状に対する処置や対処ではなく、心身のあり方を変えることによって、その結果として私たちの現実や人生を変革していこう、自己実現を目指していこうというものです。

だから、「病」は治すのでなく、治るのです。私たちの無意識でもある身体が、深いリラクセーションのなかで癒されるとき、意識の世界も一緒に治っていく――。

これがバランスセラピーの最も基本的な考え方です。

エピローグ◎バランスセラピー学の展望

BALANCE
THERAPY

バランスセラピーとは何か

これまでお話ししてきたのは、バランスセラピーがストレスをどのような視点で捉え、リラクセーションの可能性をどこに見るかということです。それは従来とは異なるストレス理解であり、まったく新しいストレスケアのスタイルでした。最後の章になりましたが、ここではもう一度バランスセラピーの考え方を整理し、その役割を今日の社会に展望してみたいと思います。

まず、はっきりさせておかなければならないのは、バランスセラピーは医療でも療法でもないということです。これはリラクセーション・プログラムの一つです。

リラクセーション、つまりいかに脱力するかは決して簡単な問題ではありません。なぜなら人間は、生物的な宿命として、もともと緊張しやすくできているからです。植物の事情はわかりませんが、少なくとも筋肉という武器を持つ動物にとって、緊張は生存競争を勝ち抜くための唯一の戦略です。闘争かそれとも逃走かという本能的な二者択一を、彼らは常に生きることになります。動物である人間もその点は違いません。私たちの人生はさまざまなエピソードに飾られ、豊かに色づけされていますが、その下に隠れているモチーフは、必ず闘争か逃走かの二者択一です。

このように、生きることに付随して起こるのがストレスです。生きることと一つであり、不可分であるようなものをコントロールし、脱力しようというのですからことは簡単ではありません。それがいかに難しいかは、坐禅やヨガ、自律訓練法など、従来の優れた方法を用いても容易に脱力できないことでもよくわかります。それらは確かに優秀なリラクセーション技術です。しかし習得までに長い時間がかかり、その効果にも個人差が大きく出てきます。個人差が大きい理由は、本人が〝能動的〟におこなう脱力だからです。

能動的であるがゆえに、その人自身が出てしまう。たとえば、ストレッサーから逃避する行動パターンを持つ人なら、それがどんなに効果的なリラクセーションであっても、その技術を習得するのに必要な努力や辛抱すらできないことになります。

また、坐禅なら〝無心〟が理想とされますが、自分の心を能動的にコントロールし、無心になろうとすると逆に雑念や妄想がわき上がってきます。自分自身が、雑念や妄想として出てきます。おそらく、その人が抱えているストレスの記憶と無関係ではない雑念や妄想でしょう。そういう自分を否定し、乗り越えいかなければならないところに、能動的なリラクセーションの難しさがあります。

それで、最初はどうしても援助が必要になります。〝受動的〟なリラクセーション、あるいは〝他動的〟な脱力によらなければなりません。坐禅やヨガの瞑想の代わりに、バランスセラピーではホメオストレッチという脱力法を置きます。そこでは一般に雑念とか妄想と呼ばれるものは起こらず、心地よさを感じます。ホメオストレッチを体験した人が一様に感じるこの「快」は、それが他動的なストレッチであり、受動的なリラクセーションであることから生まれるものです。

バランスセラピーのストレスケアは、まず「援助」として提供されます。援助を受け、深い生理学的リラクセーションを実現する受動的な時期が、リラクセーション・プログラムの最初に置かれます。しかし他動的な脱力だけでは、人が生きる力にはなりません。そこで、次にスキルを身につけるステップが来ます。そこでは能動的なストレスコントロールを可能にする、さまざまな心身の技法を学んでいくことになります。

つまり、「学習」が重要な意味を持ってくるのです。

温泉につかってのんびりする。それは気分転換にはなりますが、リラクセーションとは言いません。脱力するとは、その人の心身の〝あり方〟が変わることです。本当の意味のリラクセーションは、よりよく生きる技術を身につけることなしにはあり得ません。トレーニングによって心と体のスキルを習得し、自己研鑽を通して獲得していく。そこに学ぶという、自己成長にとって非常にだいじな要素が出てきます。

ストレスというものの性格からストレス対策は、「援助」と「学習」という二つの要素を必要とします。このような立場でまとめられた、受動期から能動期までのストレスケアの体系がバランスセラピー学です。

四つの方法がある

具体的に言うと、バランスセラピー学は次のような四つの柱で構成されています。

・バランスセラピー理論
・アローバランスグラフ
・ホメオストレッチ
・カウンセリング

これらについてはプロローグでもお話しし、本文でも説明してきたので、さらに詳しく述べる必要はないと思います。

簡単に整理すると、バランスセラピー理論とは、自然の摂理を学んで私たちの生活に応用しようという考え方です。本文ではその自然の摂理を、脳幹やホメオスタシスの働きのなかに見てきました。また病気を含めたストレスのほとんどは、「自分とのかかわり」「社会とのかかわり」「自然（身体を含む）とのかかわり」のなかで生じるものです。したがって、そのかかわり方を学び、自分自身との、社会との、そして自然との関係を再構築していくことが、自分の〝あり方〟を変えることになります。

しかしいかに優れた技術を持っていても、信頼関係が構築できなければ、実際の援助はおこなえません。バランスセラピーのカウンセリングは、それで問題を解決したり、癒しをもたらそうとする療法とは違います。援助に必要な信頼関係の構築法として位置づけられています。そのカウンセリングのアセスメントとして、またホメオストレッチの効果を測定するために作成されるのが、アローバランスグラフです。

これらはすべて援助の相手にリラクセーションの状態をつくりだし、思考や生活習慣の改善を促し、あるいは不定な愁訴を解消する目的でおこなわれます。

このことを別の角度から考えてみましょう。

自己成長とストレスケア

ストレス解消というと、今日でもカラオケや旅行などの気分転換が主流です。ストレスは生きることに必然的に付随するものですが、いまだにストレス＝悪という図式があり、ストレスのないことが良いのだと誤解されています。

一方では、何かに満足できず、不変不満を抱えていることや、思いどおりにことが運ばず、イライラすることをストレスと考える傾向も依然強く残っています。

本来、ストレスとは生体側に発生するアンバランスな状態のことです。自分の状況に満足できずにいたり、思いどおりならないことは、ストレスの種（ストレッサー）ではあっても、生体の歪みであるストレスとは違います。あたりまえのようですが、このことは非常に重大な意味を持っています。

今日のストレス学は、ストレッサーに対する認知評価によって、ストレスの大きさや質が違ってくることを教えています。道を歩いていて、石ころにつまずいたとしましょう。石につまずくという体験、すなわちストレッサーをどう受け止めるかが大切であり、その受け止め方によって、生体側に引き起こされる歪《ひず》みには大きな差が出てきます。

「こんなところに誰が石を置いたんだ」

そう叫べば、激しいストレスになるでしょう。しかし、「この石は、もっと先にある危険を教えてくれている」

と考えたり、「一緒にいる子どもがつまずかなくて、本当によかった」と思い、ホッとしたとすれば、強いストレスになることはありません。

つまり問題になるのは体験そのものではなく、体験後の感情であり、その感情を生みだすもととなった認知評価です。

感情を上手にコントロールするにはストレスを知り、自分を理解することが必要です。人生で乗り越えねばならない諸問題のなかにも、人生の栄養となる意味を発見し、自分の生活体験を価値あるものと認知し、受け止める能力を養う。ストレスコントロールはそれを絶対に必要とします。いたずらにストレスを回避したり、気分転換で目先を変えてもストレス対策にはならないということです。学ばなければ、自分を成長させなければ、人はリラックスすることができないのです。

なぜなら私たちは、生物的に緊張しやすくできているからです。闘争か逃走かという二者択一で反応しているかぎり、必然的にストレスをためこむことになります。闘争も逃走も本能的な反応です。人生の諸問題に人生の栄養を見いだしたり、生活体験を価値あるものと認知することは、本能的な反応ではできません。そこでは受容という、人間だけに許された心の使い方が大切になってきます。

病気はイヤなものである、これは間違いありません。しかし病気は単に病者を苦しめるために起きているのではない、と考えることもできます。これまでの思考方法や生活習慣ではやっていけない、もう無理が来ているぞ。そう知らせてくれる、生体からのメッセージであると受け止め、そこに意味と価値とを見いだすことも可能です。

実際、そのような心の使い方をするほうが気持ちもラクになり、ストレスが軽減されます。病気の原因を改善するという意味でも、好ましい結果が得られやすいでしょう。

しかし私たちは、病気は悪いと考えがちです。悪いのは病気であり、自分は間違っていない。そういう意識的・無意識的な思いが、ますます病気を複雑にしてしまうケースが多いように思います。病気は単に病者を苦しめるために起きるのではない、そういう気づきは、より高いレベルに立って自分を見つめなおすことなしには生まれません。

そこに学ぶこと、自分を成長させることが必要であるという理由があります。ストレスケアと生涯学習（情動教育）は分けて考えられません。

自己成長の四段階

すでにお話ししたようにいかに優れたセラピストもカウンセラーも、相談者の悩みを解決してあげることはできません。仮に苦しみを緩和できたとしても、それは間違いなく一時的なものでしょう。その人にとって問題の本質は、その人がその人であるかぎり決して消えないと言うほうがおそらく事実に近いのです。

アローバランスを作成してみると、そのことがよくわかります。グラフの歪み方は人によって千差万別です。しかし不思議と人それぞれに個性的な歪み方があり、いつ測定しても線のパターンはあまり変化がないのです。ストレスが高じるとその歪みが大きくなり、極端になって現れますが、基本的なパターンは変わりません。歪み方、言い換えれば、ストレスの受け方にその人自身が出ていると言ったらいいでしょうか。

その意味で、問題の解決は不可能であると言いました。人が出会う悩みをエピソードとして見れば多種多様です。しかしそこで人が本当に出会うのは常に、「自分」という問題です。アローバランスグラフは、そのことを私たちに教えています。

ですから人は問題を抱えながら、その中で生きていきます。しかし問題に押しつぶされない、問題の真っただ中でもストレスをコントロールしつつ、しかも自己の充実を感じながら生きていけるのだと伝えることが、カウンセラーの最大の仕事でしょう。そのためには単なる援助だけでなく、自己成長へと促すプロセスが必要になってきます。

援助から自己成長へ。ストレスケアとしてのバランスセラピーは、そのステップを図にあるような四つのプロセスで考えています。

①体験～不快なことを除くプロセス

心身の不快を取り除くのがストレスケアの第一段階です。

医療であれば、手術や投薬などの治療がここに入るでしょう。取り除ける苦痛は取り除くという、対症療法的な対処がまずおこなわれなくてはなりません。

しかし単に不快を取り除くのでは、ストレスケアではありません。なぜなら病気や体の不調、仕事上の失敗などは一種の信号と考えられ、そこには何かの意味があるからです。思考や生活習慣に無理があるのではないか、毎日の暮らし方や心の使い方に何かの間違いがあったのではないか……。無意識からのメッセージに謙虚に耳を傾けないと、原因を除去できません。同様の苦しみ、同様の失敗を繰り返すことになります。

②納得～なぜということを考えるプロセス

生体からのメッセージに耳を傾けて、自分の問題に気づくのがストレスケアの第二段階です。その意味で病気や失敗は、ある種の調整エネルギーとして働き、心に成長を促す役目を担っています。

③自覚～生活態度を改善するプロセス

具体的に言えば、生活態度とは「言葉」であり、「身振り」であり、「行動」です。自分が変わる、成長するとは、それらが変わることを意味します。言葉や身振り、行動は以前と同じまま、心だけ成長することはできません。逆に言えば、それらを変えることができれば、自分を変えられたと言ってもいいでしょう。

生活態度の根っこにあるのは言葉です。身振りも行動も、それを引き出すのは思考つまり言語ですから、言葉が常に根本にあります。「悲しい」という言葉が心に浮かぶから、涙が流れるのでしょうか。涙が出るから、「悲しい」と思うのでしょうか。「大変な仕事だけれど、頑張ってやらなければいけない」と考えるのと、「大変な仕事だからやり甲斐がある」と発想するのでは、そこから得るエネルギーが違ってきます。

しかし放っておくと私たちは知らず知らず、「～しなければいけない」とか「イヤだ」とか、「困ったなあ」という言葉で考えがちです。というのもほとんどのストレスは人間にとって不快な体験ですから、意識して使わなければ、否定的、拒否的、逃避的あるいは攻撃的な言葉による思考に流れてしまいます。

言葉は思考を、思考は心をつくります。言葉とは、いわば心の成分のようなものではないでしょうか。それを自覚的に使うことは、自覚的に心をつくることと同じです。

心に直にアプローチし、そこに変化を起こすのは非常に困難です。むしろ心など決して変わらないのだと思う

【図8・バランスセラピーの4段階】

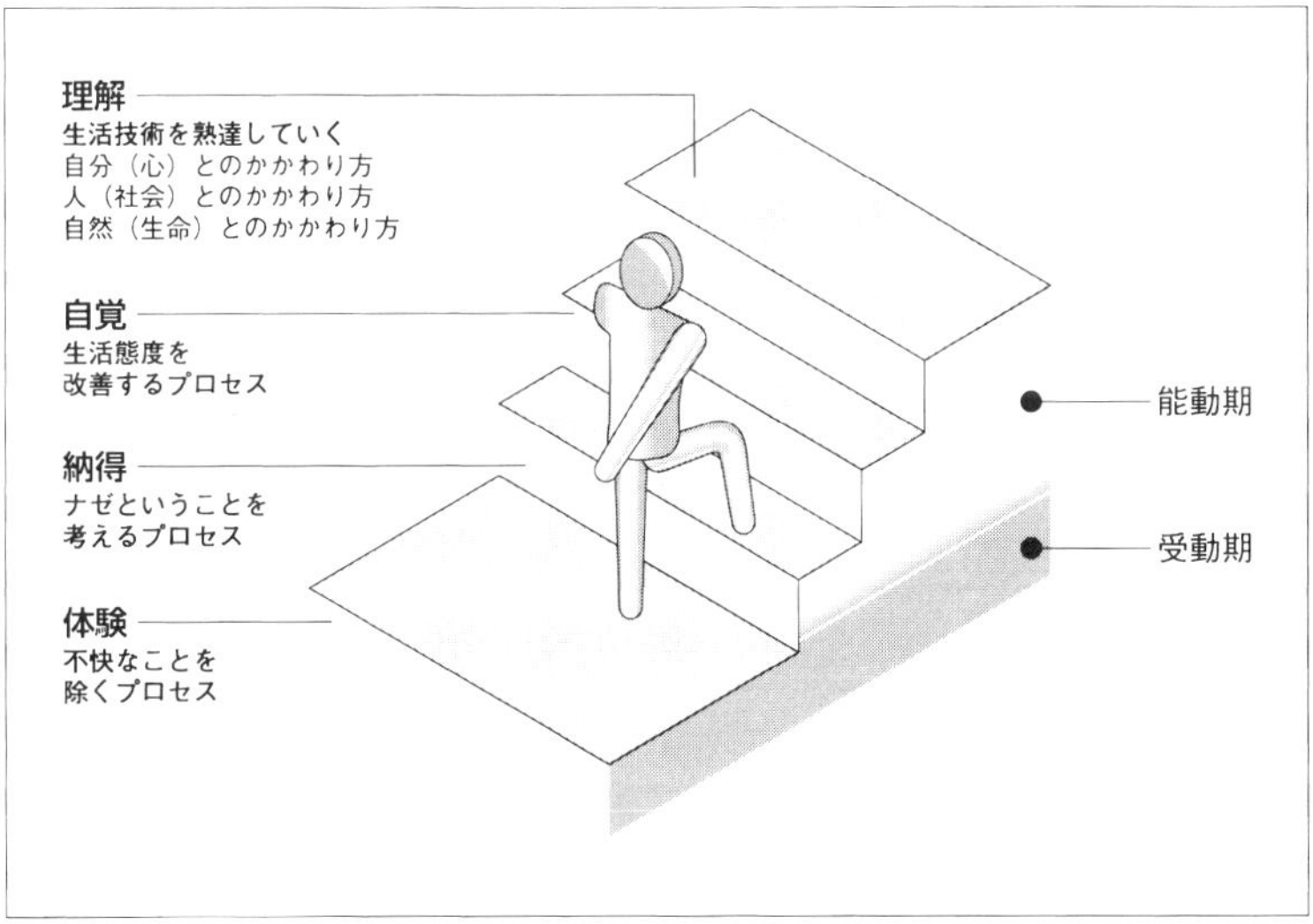

べきでしょう。しかし言葉は変えられます。言葉をはじめとする生活態度から変えていくことは、比較的容易にできるはずです。

④理解～生活技術を熟達していく

前の三段階では「自分」が問題でした。しかしその自分は社会に生きています。自己実現と言っても、社会と無関係にあるのではなく、他人と共存し、その中で自己を実現していかなければなりません。そこに難しさがあると同時に喜びもあるのでしょう。

大きな家を建てても一緒に住む人がいなければ、私たちは喜びを感じるでしょうか。どんな素晴らしい夢であっても、誰もいない独りぼっちの世界でそれを実現したと考えてみれば、少しも嬉しくはない。一緒に喜んでくれる人がいる。だから成功したときに得られる大きな喜びを信じて、人は懸命に努力できるのです。

これが、「喜びもある」という理由です。

一方、「そこに難しさがある」というのは、自分であることと、社会の一員であることのあいだには大きなギャップが存在するからです。自分の個性を徹底的に追求すれば、どうしても周囲にいる人や社会と齟齬を来したり、衝突することになります。

今日の社会ではその点の誤解が深刻になっていますが、個性の追求と自己実現は決してイコールではありません。好き勝手に生きることと、自己の実現は違います。なぜなら人間は、他の動物と違って一人では絶対に生きられないからです。自分というその中に、すでに家族をはじめとする他人が含まれています。

以前、戦後何十年も、たった一人でフィリピンのジャングルに隠れ住んだ元日本兵が発見されました。だから一人でも大丈夫じゃないか、と思う人がいるかもしれません。けれどその元日本兵も、決して一人で生きていたわけではありません。むしろ一人ではなかったから、一人になれなかったから何十年もジャングルに隠れ住んだのです。

「人として生まれ、人間として育つ」という言葉があります。人と人のあいだでよりよく生きるには、〝人間的な心〟を成長させる必要があるということです。

生地のままが自分の個性なのではありません。いわゆる「個性」と呼ばれるものには、他人をかえりみない〝野生〟や、野放しにすれば自分まで害してしまいかねない、〝野生の衝動〟が含まれます。人間的な個性は、その野生をコントロールし、飼い馴らすことで輝きを増します。

人間とは、関係性を生きる動物です。社会（他人）とのかかわり、自分とのかかわり、また自然（生命、身体）とのかかわりを抜きにして、私たちの存在はありません。自己というのは、そうした関係性の総体であると言ってもいいでしょう。ですからその関係を、意識的に構築していくことが大事になってきます。

生活技術とは、人間として意識的に生きる技術です。関係のなかで、人間的に成長する技術と言ってもいいでしょう。そして、これはいくら強調しても強調し過ぎることはないと思いますが、人間として成長する技術が、そのままストレスをコントロールする技術になるのです。闘争か逃走かという二者択一の反応とは違う、「受容」という選択に私たちはそれを見てきました。

バランスセラピーの目指すもの

ストレスケアの四つのステップをお話ししました。ストレスは、その人の性格や生き方、ものの見方や考え方と深く関係します。したがって、ストレスケアのステップは、心の成長段階と必然的に重なることになります。第6章で紹介した不登校児のケースからもわかるように、心の成長をともなわないストレスケアはありません。

私はこれまで「成長」という言葉を使い、「発達」という語は避けてきました。なぜなら、「成長」には到達すべき目標があるからです。植物の成長、子どもの成長と言うとき、成長を終えた植物の姿、おとなとなって完成された人間の姿が前提となります。〝完成〟を持たない発展的変化である発達とは、その意味が微妙に違ってくるからです。

私たちの心も発達するのではなく、成長するのだと思います。では、どこに向かって心は成長していくのでしょうか。

精神分析や心理学は、さまざまな立場からそれを明らかにしようとしました。フロイト、アドラー、ユング、フロム、フランクル、エリクソン、マズローなど、じつにさまざまな成長が考えられました。人によって、またその人が生きた時代や社会によって、そこに何を見るかは違ってくるということでしょう。

しかし、私たちの立場はリラクセーションです。いかにしたら上手にストレスをコントロールしながら、人生の諸問題を乗り越えていくことができるか——。その立場から見ると、心が成長するとは、次の三つに熟達することであると考えられます。

創造

自分なりのものをつくりあげていくことは、充実感と満足感を生みます。それは自分を価値ある存在として、認知評価することになります。

愛

他者との温かい交流のなかで、人の役に立っているという充実感と満足感。自分の成長が、他の人に何らかの利益をもたらすという自覚は、広い意味での愛です。

自己統合

自分らしく生きる喜びです。

新しい可能性を求めて

時代はいま、重苦しい閉塞感に包まれています。

経済的な低迷、子どもたちの非行や犯罪、凶悪事件の増加、老後に対する不安、あるいは加速度的に進んでいく情報化社会への心配や、地球温暖化のような深刻な環境問題も人々の気持ちに、暗い影を落としているようです。何か人間が、人間としての根拠を失いつつあるような、漠然とした不安が次第に大きくなっている気がしてなりません。

人間は社会生活を基本とし、社会のなかで生かされる存在であると述べました。それを自己統合性と言いますが、当然、バランスセラピーも自己統合性を持っています。時代から生まれ、時代を生き、時代に働きかけていくことになります。この閉塞した時代に対して、バランスセラピーはどのような働きかけができるのでしょうか。

さて、この本を締め括るべきページが近づいたようです。バランスセラピーの最も特徴的な考え方を示し、バランスセラピーから時代への提言としたいと思います。

私たちの時代はあまりにも身体を軽んじてきました。大脳的世界だけが、人の生きる世界であると錯覚してきたように思います。そして、いま私たちは情報化社会、コンピュータ社会という、きわめつけの大脳的世界に突入しようとしています。情報と現実の境目が次第に曖昧になり、バーチャルリアリティーという言葉も、もはや「仮想現実」と訳すより、「実質現実」と訳すほうがピッタリします。身体のリアリティーを失い、身体を喪失しようとしていると言ってもいいでしょう。

大脳の策謀であるとまでは言いませんが、エピソード的な喧騒、カレイドスコープに似た情報の変幻が、脳幹という生命の根拠を圧倒してしまうのでしょうか。

私たちはもう一度、生命の根拠としての身体に目を向ける必要があります。じつはそこにこそ、心のカギがあります。もしバランスセラピーがこの時代に貢献できるものがあるとしたら、身体から人間を見るという、時代が忘れかけている眼差しによってであるに違いありません。

最後に、私の好きな釈迦の言葉を『法句経』から引用しておきます。

おのれこそ、おのれのよるべ
おのれをおきて、だれによるべき
よくととのえられし　おのれこそ
まこと得がたき、よるべぞを得ん

あとがき

考えてみれば、二〇世紀は建設と破壊の百年でした。資本主義という、進歩と前進を哲学とする経済体制のもとで、人類は素晴らしい繁栄を築いてきました。しかし一方では、それが大切な自然や心の安らぎを壊してきたという現実があります。人間の内なる自然すなわち脳幹も、また破壊的な力にさらされ、ストレスによって傷めつけられています。

進歩、前進、建設、破壊……男性的な原理によって突き動かされてきたのが二〇世紀だったと言えるかもしれません。二一世紀は、どんな世の中になるのでしょうか。前世紀に被った傷を癒す女性的な原理が、人々の心をつかむ時代になると考えるのは自然です。人間は前にばかりは進めません。休み、脱力し、もう一度自分を整える時期が必要になります。

そのような時代の流れを感じているのは、私だけではないようです。受験生の数が減少しているにもかかわらず、心理学系の大学や学部は人気があります。私どものＢＴＵは、社会人を対象とした教育機関ですが、ここにもストレスケア・カウンセラーや認定ホメオストレッチトレーナー、あるいは講師資格などの資格を取得し、ストレスケアのプロを目指そうという人たちがたくさん集まってきます。

そのこと自体は非常に喜ばしいことです。しかし単なる憧れや癒しブーム的なノリでは、プロとして実際に活躍するまでのハードルを乗り越えられないのも事実です。

明日のストレスケア・カウンセラーを目指す人のために、ストレスケアを職業とするための心得をいくつか挙げておきます。

・あなた自身が病んではいませんか。あるいは、自分の傷つきやすさを敏感さと勘違いし、傷ついている人の気持ちが良く分かると錯覚していませんか。

・人生経験が豊富だから、それを人助けに役立てようという気持ちはありませんか。人の役に立ちたいという思いだけでは、プロとして自立できません。

・人に会うのが好き、人間が好きといった情緒的な動機はカウンセラーに向きません。カウンセラーは相談者に出会った瞬間から、その人の自立を考えます。

・カウンセラーという職業を選択しようとする思いのなかに、イヤなものから逃げようとする否定的要素はありませんか。

・カウンセラーという職業は、少しも華やかなものではありません。単調な繰り返しを淡々とおこなうだけです。そのことに耐える自信がありますか。

・カウンセリングは、カウンセラーのパーソナリティーに大きく左右されます。健康的な心身を常に維持する自己管理ができますか。

・考える力の源泉ともなる知識の獲得を怠らず、事態を冷静に整理し、理解し、先の見通しをたてることができますか。あるいはその努力ができると思いますか。

・カウンセラーには守秘義務があります。相談者のことにかぎらず、他人の中傷や無責任な噂話をするなど、自分の話がまわりにどのような影響を与えるかを考えることなしに、感情的に会話するような人はカウンセラーに向きません。

「そう言われても、やってみなければわからない」

たぶん多くの人がそう思うはずです。しかし、常に先の見通しを持つというのもカウンセラーの大事な資質の一つです。そして、それを強い意志が支えます。「やってみなければわからない」ようなら、やらないほうがいいのです。

バランスセラピー学は、現代のストレス社会が抱える諸問題に対して、具体的に対応する〝実践的リラクセーションプログラム〟によって社会に資することを目指しています。

また、科学的知見に基づいた実証研究を行ない、ストレスケアを担う人材を社会に提供することによって、日本のストレスケアの基盤形成とともに、より一層の自己成長モデルとしての生涯学習（lifelong study）の発展に大きく貢献していく必要があります。

近年、バランスセラピーの活動に対して、社会との組織的連携を強めて研究成果を社会に還元し活用を図っていくことへの期待が高まってきています。

このような背景の中で、ＢＴＵはストレスケア活動の透明性を高め、社会へのより積極的な貢献を果たしていくためのイノベーションを正面から取り組んでいきます。

◎ストレスケア・カウンセラーの援助法

ストレスケア・カウンセラーは、ホメオストレッチを基盤として、次のようなステップで自己成長を促して行きます。

援助の4段階

①ストレッサーへの気づき

原因は？　何が問題か、なぜその問題が持続しているのか。

②ストレッサーへの対応

体験を肯定的に受け止める（自己受容を強める）

③ストレス反応への気づき

問題発生の機制を無理なストレスと捉える。

④ストレス反応への対応

生理学的リラクセーション方の獲得と心の成長を促す。生涯学習の態度を身につける。（人生は生涯にわたって成長する）

成長の4段階

①体験・生理学的リラクセーションの実体験

②自覚・問題発生の原因について気づいていく

③改善・行動を変容させる（思考や生活習慣）

④習得・ストレスをコントロールする学術の習得。自己成長。

発達の過程

①自己受容に熱心であること。
②社会に向けて好意を持つこと。
③できる、できないより取り組むこと。
④人や社会に資することを考えること。
⑤自己の目標を決めること。
⑥目標に対して刻々の念を持続すること。
⑦豊かな心（安寧）を目指すこと。満足感を高めること。
⑧高い感性を育てること。
⑨あるがまま、変化するがゆえの安定を知ること。

このようなことを充分に理解したうえで、ストレスケアに携わりたいという人は、是非とも私たちと一緒に学んでいきましょう。

付録1　アローバランスグラフの基本解析

Aの解析

◉左側傾向

身体面：消化器系・泌尿器系・口腔・肝臓

心理面：自己中心的・批判・陰険・意地悪・情愛少ない・不満・怒り・考えすぎる・葛藤・あきらめ・身勝手・計画が進まない

生活態度：几帳面・気難しい・食細い

◉右側傾向

身体面：呼吸器系・循環器系・喉・腎臓

心理面：油断・気分のムラ・孤独・人の話を聞かない・早飲み込み・沈思熟考にがて・うぬぼれ・中途で挫折

生活態度：楽観的・行動的・食太い

Bの解析

Bの判断はAに準じる。AとBが同側に存在する場合が通常的に見られるが、AとBが逆側に位置する場合がある。これは身体前面部と後面部の拮抗バランスが逆転していることになり、歪みの程度はAとBが同側に存在する場合より大きくなっている。特に腹部の筋に緊張が見られる場合に多く、生活の不規則や睡眠不足、内臓機能の低下が原因と考えられる。

Cの解析

Cの判断はBに準じる。BとCが同側に存在する場合が通常的に見られるが、BとCが逆側に位置する場合がある。これは身体前面部下肢と前面部上肢のバランスが逆転していることになり、歪みの程度はBとCが同側に存在する場合より大きくなっている。このCは急な環境の変化による心理的、身体的負担の増大で変化することがある。

Dの解析

Dは運動部（羽部）になる。これは左右差を計測して、さらに運動差を計測する検査法である。筋肉は疲労するほど収縮のスピードが遅くなる特徴を持つ。また筋張力（生理学的な活動により生み出される筋の両端をお互いに引き寄せようとする力）の左右差が発生する。したがって、運動時における収縮の左右差は疲労や緊張の差となり、回復を遅らせている原因となる。検査する膝を立てると、大腿四頭筋は収縮し、大腿二頭筋は弛緩する。同時に股関節屈筋や大殿筋も共同筋として作用する。骨盤を前後方向に引っ張る筋群の拮抗の後方は腹筋が緩み、その状態が同側上肢上腕へ影響を与える。

傾向　身体面：下肢の病気・腰痛・しびれ・痛み
　　　心理面：環境不適応・逃避・不安・心配・驚愕

Eの解析

Eは腹臥位で腕を前方へ伸展させ、その運動で発生する反応の左右差を検査するものである。腕の伸展のために起きる三角筋の収縮やそれに伴う肩甲骨の固定筋、背部に関係する筋の働きなどにより発生する下肢への影響を検査する。

傾向　身体面：首・肩の痛みや緊張・背中の緊張
　　　心理面：我慢・怒り・人間関係・不快

Fの解析

Fは仰臥位で腕を前方挙上伸展させ、その運動で発生する反応の左右差を検査するものである。腕の伸展のために起きる三角筋の収縮やそれに伴う肩甲骨の固定筋、胸筋に関係する筋の働きなどにより発生する下肢への影響を検査する。

傾向　身体面：疲労・だるさ
　　　心理面：無気力・否定・拒否・退屈

中心軸ＡＢＣの基本解析

●偏りタイプ（左右どちらでも同様）

（基本解析）

傾向　身体面：ラインの反対側に症状が出やすい

腰痛や肩こり、膝等の関節痛

自律神経の失調

心理面：気分の落ち込み・イライラ

気持ちが不安定・うつの傾向

●ＡＢクロスタイプ（左右どちらでも同様）

（基本解析）

傾向　身体面：生活の不規則・睡眠不足

内臓の疲労

自律神経の失調

心理面：やる気がない。集中力低下

他人の目が気になる。無気力

爽快感のなさ

◉BCクロスタイプ（左右どちらでも同様）

（基本解析）

傾向　身体面：慢性的な疲労感・上肢に症状でやすい

心理面：自信が持てない・自責・後悔

批判・執着

◉AB・BCクロスタイプ・複合タイプ（左右どちらでも同様）

（基本解析）

傾向　身体面：内部環境のアンバランス・成人病等に注意・免疫・内分泌・自律神経の失調

心理面：無理な状態、適切な思考、判断力低下、感情的、感情起伏大きい

これら中心軸のパターンは、それぞれ四ミリ以下であれば、傾向は弱められていることになるが、中心軸から五ミリ以上離脱していけば、これらの傾向は強められていく。

偏りタイプ

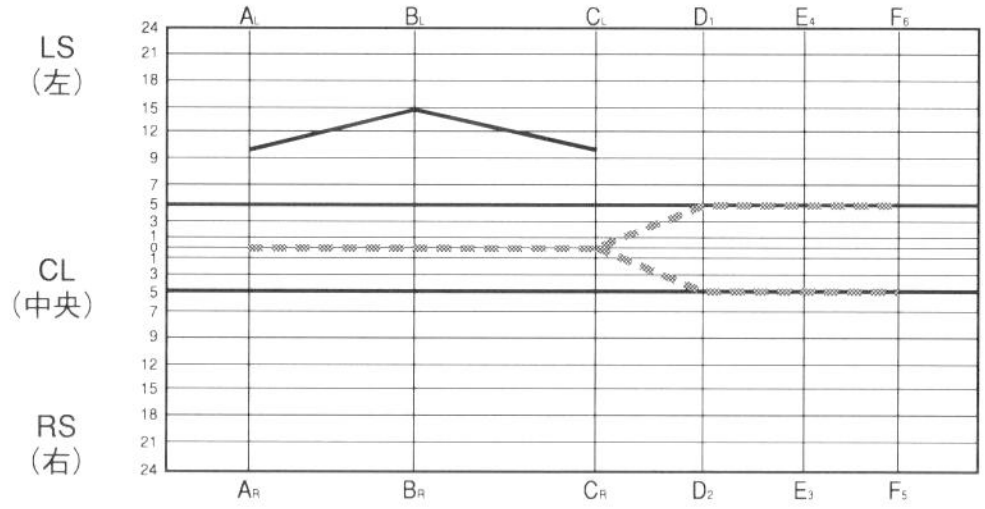

ABクロスタイプ

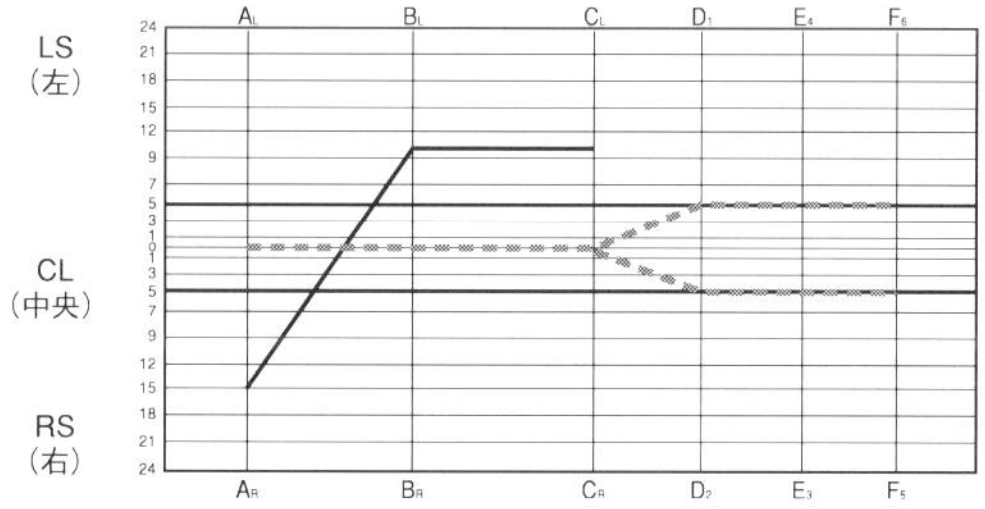

BCクロスタイプ

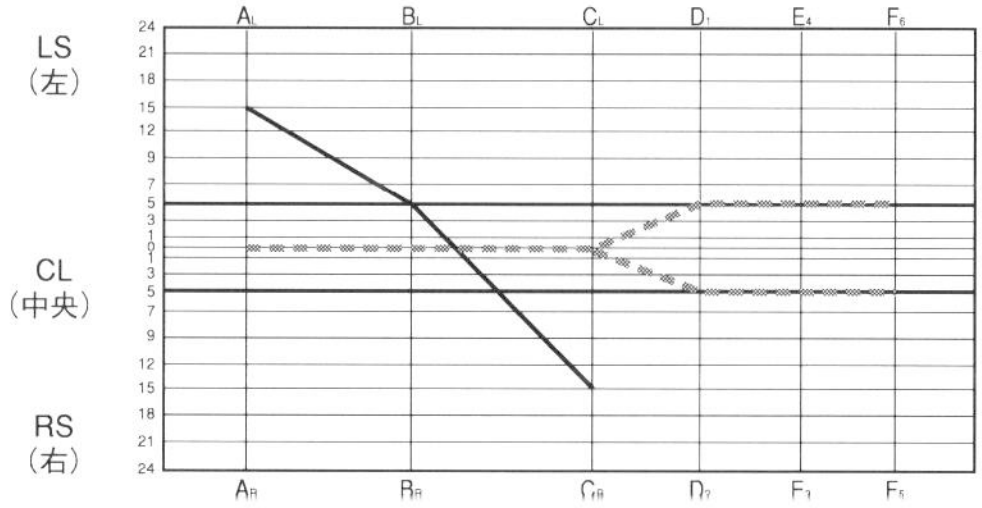

AB・BCクロスタイプ

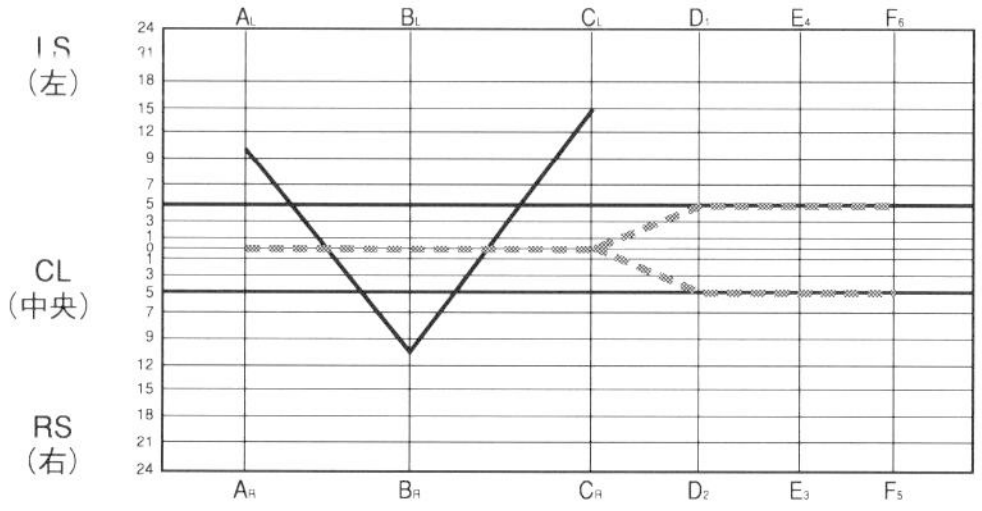

付録2　実践ホメオストレッチ

ホメオストレッチを始める前に

ホメオストレッチの法則は、「静かに」「ゆっくり」「深く」の三つです。

- 静かに……落ち着いた環境で、静かな気持ちでおこなう
- ゆっくり……あわてず、ゆっくりおこなう
- 深く……相手の心と体の状態を自分の手に感じるつもりでおこなう

ただし、「早く元気になってほしい」「私がこの人を治すんだ」というような、求める気持ちは必要ありません。そうした気持ちは、おこなう人にも受ける人にも余計な緊張を強いることになります。できるなら余計な会話も避けてください。ホメオストレッチは、言葉によらない非言語的コミュニケーションです。

服装は、受ける人もおこなう人も、トレーナーなどつっぱらないものを着用します。筋肉に刺激を与える金属製品、腕時計、ブレスレット、磁気製品などは外してください。

一番リラックスできるコンディションでおこなえるように、食後と入浴後三〇分、飲酒時は原則的に避け、用便もすませておきます。

ここでは、ホメオストレッチをおこなう人を「良導者」と呼びます。

脚長差で筋バランスをチェックする

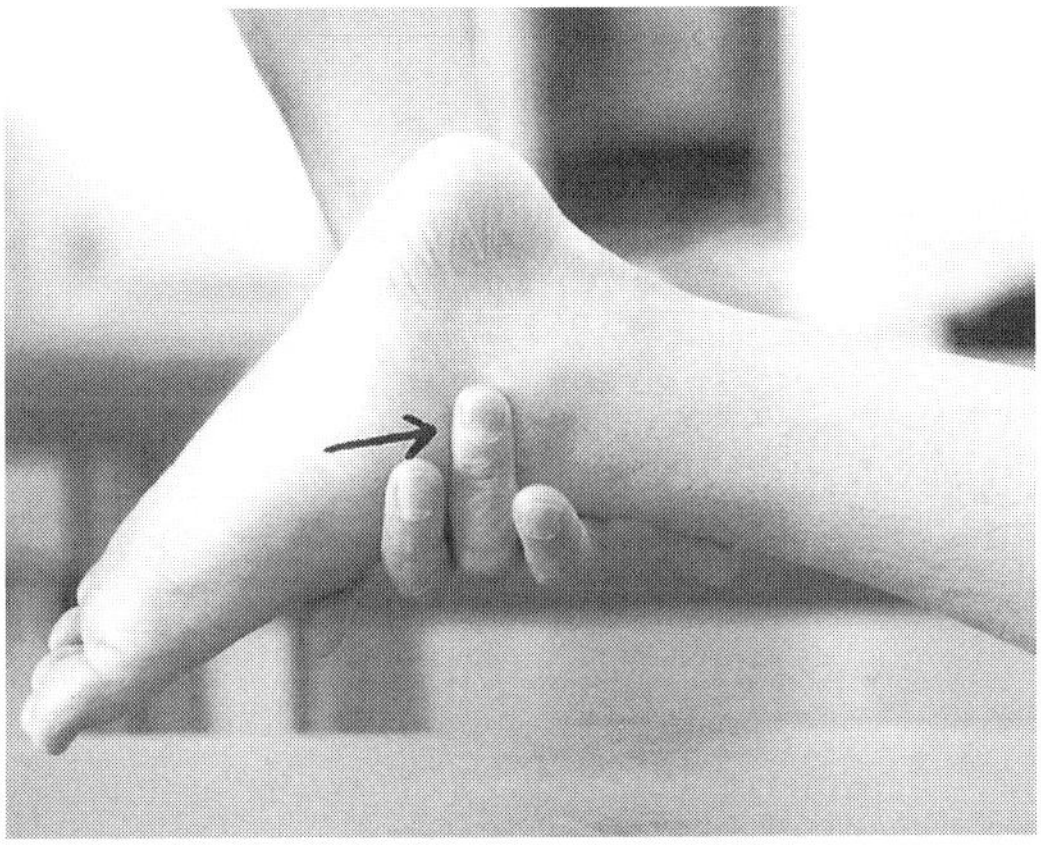

ホメオストレッチをおこなう前に筋バランスをチェックします。アローバランスグラフには九つの測定ポイントがありますが、日常的におこなうホメオストレッチでは、グラフの〝A〟にあたる脚長差をチェックします。受ける人の体をうつ伏せにし、ベットあるいは床に真っ直ぐ寝かせます。程度の違いはありますが、たいていの人は筋バランスが崩れていて、なかなか真っ直ぐになりません。良導者が手を添えて、体の左右が対称になるよう修正します。相手を緊張させないように注意しながら、頭、肩、背骨、でん部、膝、足首の誤差を直します。とくに肩の力を抜くように指導する必要があります。

・寝ている人の頭側に立ち、腰から脚部へのラインが曲がっていないことを確かめる

・足側に立ち、頭から腰のラインが曲がっていないことを確かめる

受ける人の手は、うつ伏せになっている顔の横に自然に置きます。写真のように脚長差をチェックします。このとき良導者は、相手の体の中心線の延長線上に自分の体を置きます。

測定の仕方は、まず足首の下から指を滑らせるようにして測定ポイントを探る。豆腐を持つようなソフトな感じで、内くるぶしの下に中

指を添えます。左右の中指のずれが、その人の脚長差です。

ホメオストレッチをおこなう

ホメオストレッチは、「静かに」「ゆっくり」「深く」の法則で、次のような手順でおこないます。ここでは、最も基本的な「歪みAコース」を取りあげます。通常のストレッチのような筋肉・腱の鍛錬ではないので、相手が痛みを感じたり、添えた手に抵抗を感じるときはそこで動きを止めます。

①受ける人はうつ伏せのまま。脚差の短い側（右あるいは左）へ顔を向ける。このとき首が体の中心線からずれないこと。人によっては、その際に肩が隆起するので、手をベットの横に下げるか体側に置く。

②（写真①）足首をやさしく持ち上げて両膝を九〇度以内に曲げる。ベットの上に膝から下が垂直に立った状態で、次の動作のために顔が向いている側の足首（写真では左）を少し引き上げる。手は添える程度で強く握らないこと。膝の角度が変わらないように注意しながら、写真のように顔と反対の向きへ両膝をゆっくり倒していく。そのとき上の膝を下の膝にのせるようにし、膝が滑り落ちないように片手を添える。手に抵抗を感じるところか、腰の可動限度に達して、胸が動いたところで止める。そのまま五秒間固定する。これを二回おこなう。次に顔を反対側に向け、同様の手順で顔とは反対の側へ脚を倒すストレッチを二回繰り返す。

③（写真②）顔が向いている側の脚の膝を、脇腹に近づける。動かしている脚の膝から下が、もう一方の脚と平

行になること。最初は小さく、二度目にやや強く、三度目に可動限度まで動かし、五秒間固定する。

④（写真③）顔が向いている側の脚を曲げる。足首が、もう一方の脚の膝裏にのり、四の字をつくる。足首が膝裏につかない場合は、さらに下げたときにその位置にくるようにイメージによって調整する。

そのままの姿勢で、でん部から膝にかけて「圧」を加える（写真）。でん部の一番高いところの少し上から始め、膝上まで、四等分（子どもの場合は二等分ないし三等分）して、「圧」をかける。このとき自分の体の中心を、「圧」を加えるラインの延長線上に置くこと。これを二回おこなう。次に顔を反対側へ向け、反対側にも同じストレッチを二回繰り返す。

⑤（写真④）顔が向いている側の背中に写真のように「圧」（注※）を加える。背骨に「圧」がかからないように気をつけ、手の位置は小指が軽く背骨に触れるところ。「圧」は肩から腰上部まで三カ所（子どもの場合は一カ所ないし二カ所）に分けて加える。これも二回ずつ。次に顔を反対側へ向けさせ、同じことを二回繰り返す。

（注※）「圧」は静かにゆっくり深くを基本に、組織に負担をかけないで確実に加圧していく。手を乗せる箇所は、およそ一キログラムで手を置き、その後静かにゆっくり加圧していく。約五秒で四キロから七キロ（個体差により圧力を調整する）に達したら、そこで五秒間静止させ、五秒後に圧力を静かに解放する。

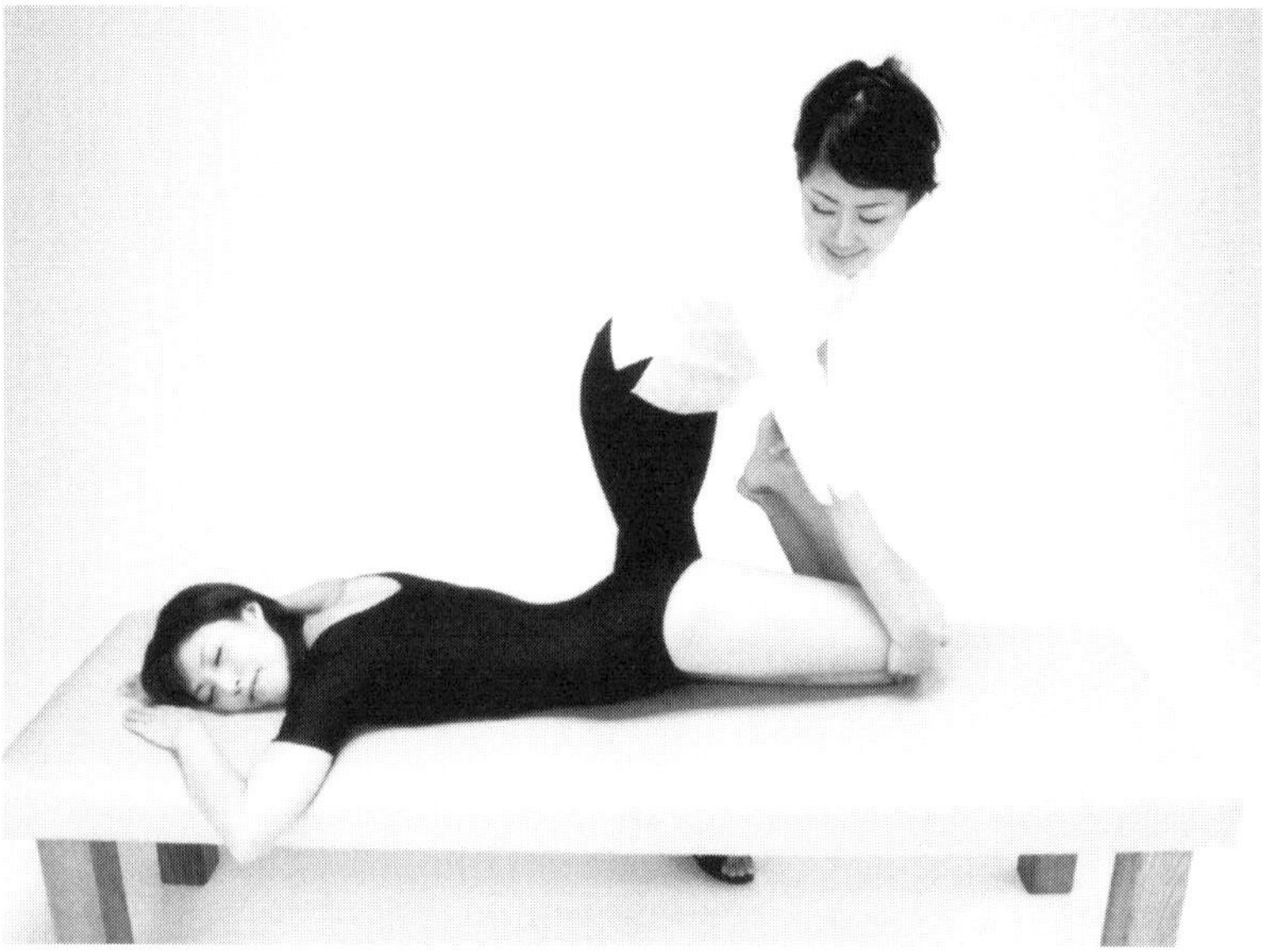

▲写真①

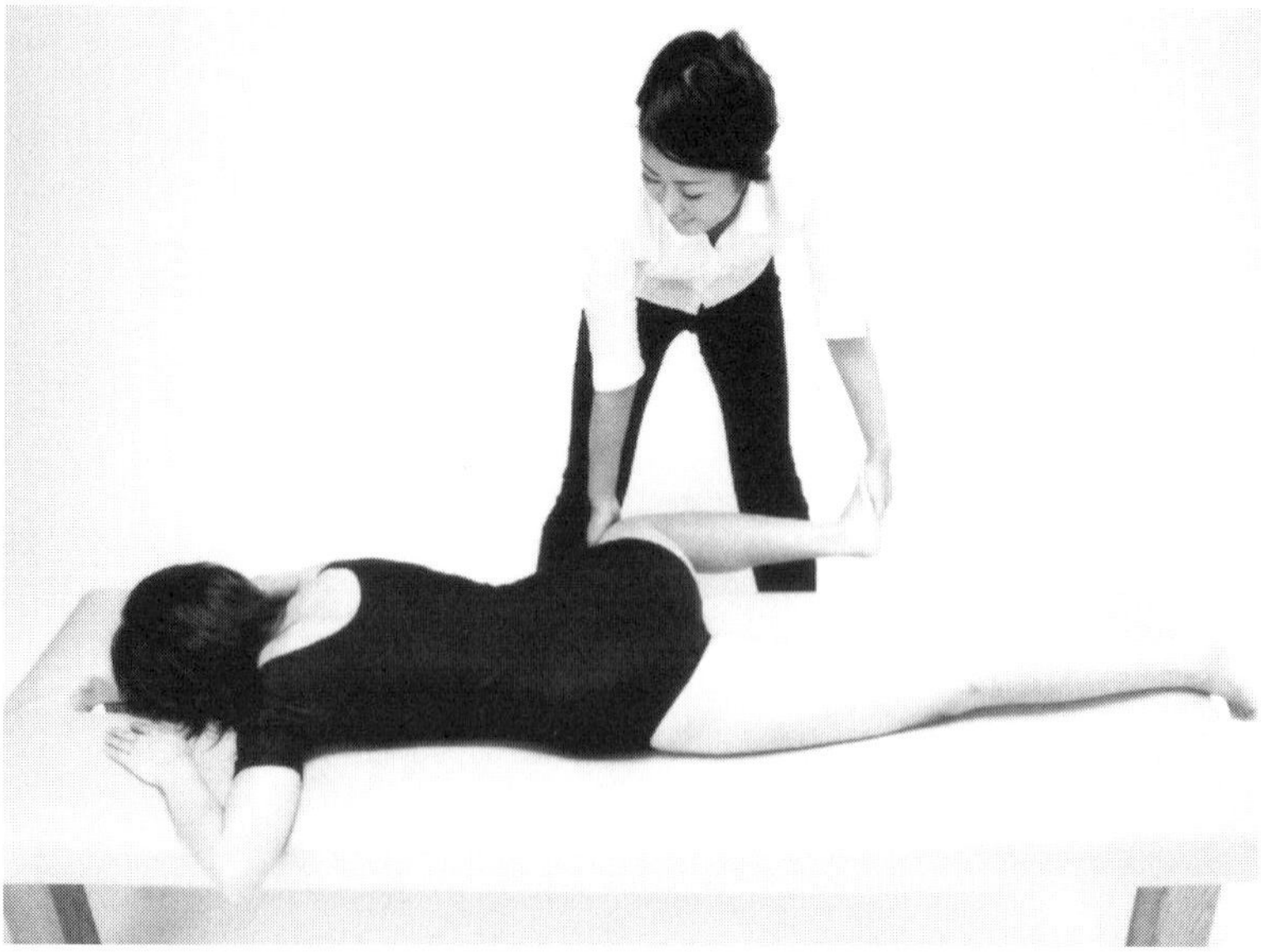

▲写真②

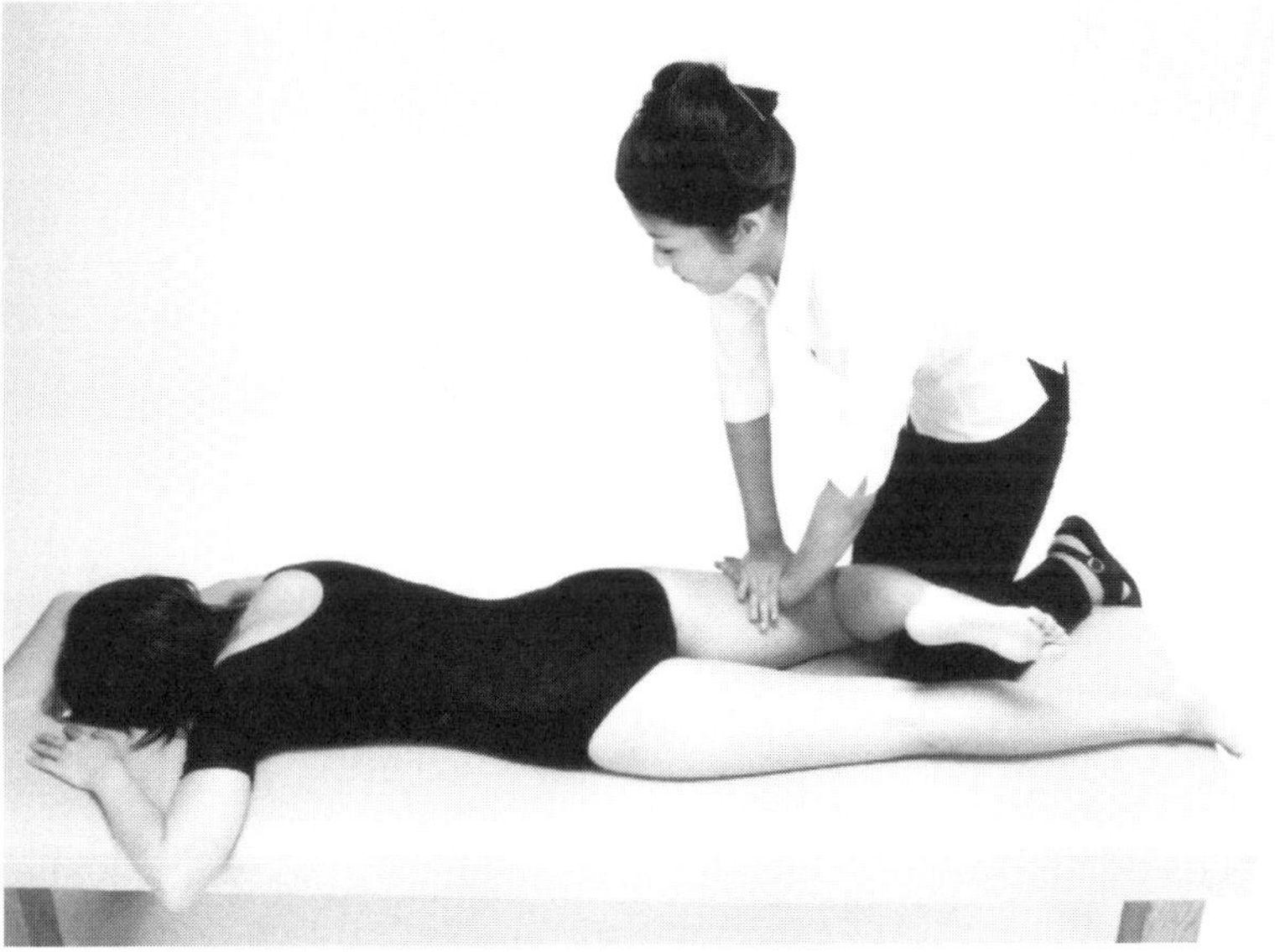

▲写真③

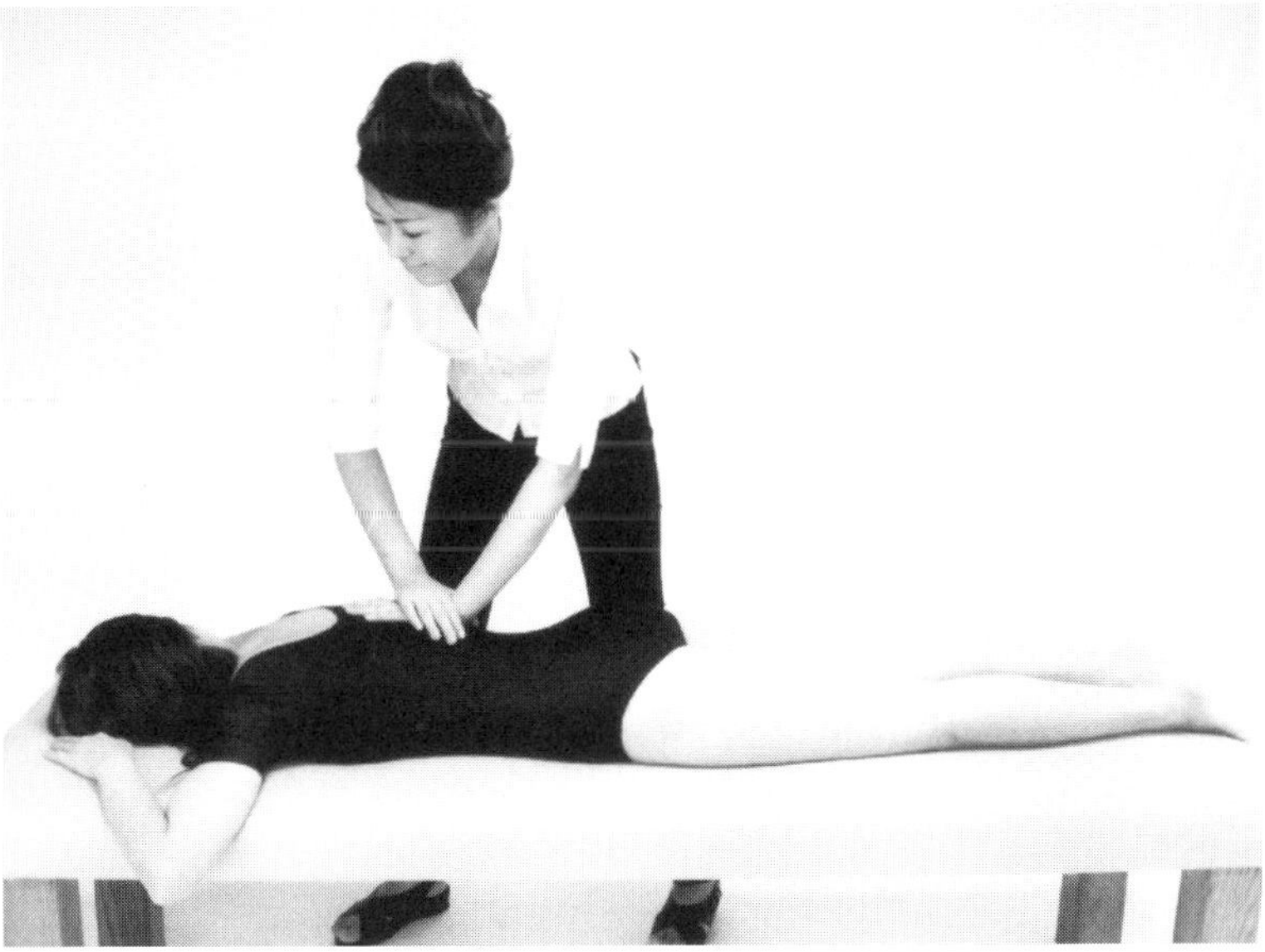

▲写真④

以上がホメオストレッチの「歪みAコース」です。

活字で読むと難しそうに感じられますが、実際にやってみれば、簡単な動作です。説明をよく理解して練習すれば初歩的な習得はできるはずです。技術向上に必要なことは、理論を知り、実際に繰り返し反復すること、自己のバランスを構築し、心身の静寂を得るところにあると考えています。

＊本書の内容およびバランスセラピーについてのお問い合わせは下記あてにお願いいたします。

〈日本ストレスケアカウンセラー協会・BTU〉
〒812-0012　福岡県福岡市博多区博多駅中央街4－8
TEL 092-451-2456（代）　FAX 092-451-2478

https://jasca-btu.or.jp
https://btu.co.jp

「バランスセラピー学《がく》」入門《にゅうもん》

2001年7月28日　初版第1刷
2020年2月22日　　　第3刷

著　者――――――――美野田啓二《みのだけいじ》
発行者――――――――坂本桂一
発行所――――――――現代書林
〒162-8515 東京都新宿区原町3-61　桂ビル
TEL 03(3205)8384(代表)　振替00140-7-42905
http://www.gendaishorin.co.jp/
カバー・本文デザイン――渡辺将史
本文図版――――――――(有)まいあーと

定価はカバーに
表示してあります。

印刷・製本：広研印刷㈱
乱丁・落丁本はお取り替えいたします。

ISBN978-4-7745-0391-2　C0011